国家数字出版项目"针灸国际教育与数据服务平台"配套丛书

"十三五"互联网+创新教育系列教材

经络穴位彩色图册

主　审　王宏才

主　编　贾成文　雷正权　王强虎

副主编　问媛媛　艾　霞　杨　花

编　者　（以姓氏笔画排序）

王　娟　李佳赛　杨赟璐

张仪雯　张莉君　贾　奇

席　秦　韩　澄　雷舒扬

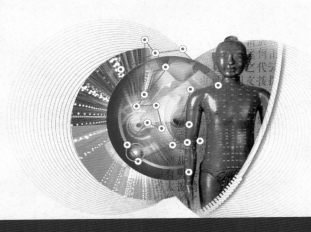

西安交通大学出版社

XI'AN JIAOTONG UNIVERSITY PRESS

图书在版编目(CIP)数据

经络穴位彩色图册/贾成文,雷正权,王强虎主编. —西安:
西安交通大学出版社,2018.4
ISBN 978 - 7 - 5693 - 0544 - 9

Ⅰ.①经⋯ Ⅱ.①贾⋯ ②雷⋯ ③王⋯ Ⅲ.①经络-图集
②穴位-图集 Ⅳ.①R224.4

中国版本图书馆 CIP 数据核字(2018)第 072241 号

书　　名	经络穴位彩色图册
主　　编	贾成文　雷正权　王强虎
责任编辑	问媛媛　杨　花

出版发行	西安交通大学出版社
	(西安市兴庆南路 10 号　邮政编码 710049)
网　　址	http://www.xjtupress.com
电　　话	(029)82668357　(029)82667874(发行中心)
	(029)82668315(总编办)
传　　真	(029)82668280
印　　刷	陕西思维印务有限公司

开　　本	889mm×1194mm　1/16　**印张**　8.75　**字数**　152 千字
版次印次	2018 年 5 月第 1 版　　2018 年 5 月第 1 次印刷
书　　号	ISBN 978 - 7 - 5693 - 0544 - 9
定　　价	38.00 元

读者购书、书店添货,如发现印装质量问题,请与本社发行中心联系、调换。
订购热线:(029)82665248　(029)82665249
投稿热线:(029)82668803　(029)82668804
读者信箱:med_xjup@163.com

前　言

　　针灸学是我国传统医学的重要组成部分。近年来，随着社会、经济的发展及人们对于安全、绿色疗法的追求，针灸疗法再次进入我们的视野，并且逐渐推广传播至世界各地。

　　针灸治疗以经络腧穴为基础，其各种治疗方法均依托于此，疾病的治疗效果也与其息息相关。正如《太平圣惠方》所云："穴点以差讹，治病全然纰缪。"因此，历代医家对于腧穴的定位选取均十分重视。前有被尊称为针灸经穴规范的《黄帝明堂经》，后有王惟一等人编著的《铜人腧穴针灸图经》，随后更有以针灸铜人作为针灸教学和考试的重要工具。但因历史迁延，两书遗失、修订，而针灸铜人也因其使用、携带不便等原因逐渐退出了历史的舞台。

　　当代以来，随着解剖学、生理学的逐步发展，各类针灸医家对于腧穴的定位更加精确，各类腧穴定位的书籍琳琅满目。我们在学习、吸收这些医家智慧及借鉴、汲取各类书籍特点的基础上，结合社会需求和临床特点，组织编写了《经络穴位彩色图册》。本书基于更加科学的腧穴定位，根据最新国家"十三五"规划教材标准编写；创新使用互联网＋纸媒体教学模式，将纸质图文与二维码视频相结合，让读者不仅可以学习经络腧穴图文，而且通过手机扫描二维码直接观看每个腧穴定位选取的真人操作视频，把抽象的理论知识清晰地展现于读者面前；在穴位主治部分分别列出中医病症和西医疾病，便于读者合理使用。因此，本图册不仅适用于拥有中医基础、追求针灸标准的医学工作者，同时也适用于其他各级各类爱好针灸人士。

　　最后，我们衷心希望本书的出版能够促进针灸学的推广与临床应用！

编者

2018 年 1 月

目 录

第一章　腧穴定位法

腧穴定位正确与否直接影响治疗效果，历代医家都非常重视。《太平圣惠方》说："穴点以差讹，治病全然纰缪。"窦汉卿在《标幽赋》中提到："取五穴用一穴而必端，取三经用一经而可正。"明确指出临床取穴，应经脉与腧穴相关，左右与前后互参，力求审慎。腧穴定位有一定的方法，取穴时按此方法，才能保证腧穴定位的准确性。

一、常用术语

（一）传统中医学腧穴定位常用术语

中医学对人体部位和方位的描述与现代解剖学不完全相同。传统取穴姿势是：人体自然直立，两手下垂，掌心向内，两足与肩同宽。腧穴定位主要使用以下三对术语。

1."内"与"外"

上肢以掌心一侧（即屈侧）称为"内侧"，是手三阴经穴分布的部位；以手背一侧（即伸侧）称为"外侧"，是手三阳经穴分布的部位。下肢以距身体正中面近者为"内侧"，是足三阴经穴分布的部位；以距正中面远者为"外侧"，下肢的后部称为"后侧"，是足三阳经穴分布的部位。头面与躯干，也以近正中面者为"内"，远正中面者为"外"。

2."前"与"后"

凡距身体腹侧面近者为"前"，距背侧面近者为"后"，如人体的经脉分布以阳明在前，太阳在后，太阴在前，少阴在后，经穴亦然。针灸学中对腧穴位置的描述，有时也以远端为"前"，近端为"后"，如二间在本节（掌指关节）"前"，三间在本节"后"。

3."上"与"下"

一般以高者为"上"，低者为"下"。如中脘在脐上4寸，中极在关元下1寸，足三里在膝眼下3寸，内关在大陵上2寸。

此外，针灸学上称手、足掌面与背面皮肤的移行处为"赤白肉际"，掌指关节或跖趾关节都称为"本节"。

（二）现代人体解剖学腧穴定位术语

自从《腧穴名称与定位》（GB/T 12346-2006）国家标准实施以后，新出版的与腧穴定位有关的书籍大多（包括本书）采用了现代人体解剖学术语来描述腧穴定位，以便于进行国际交流和教学、科研、医疗、临床及出版等。其使用的现代人体解剖学主要方位术语如下。

1. 内侧与外侧

近正中面者为内侧，远正中面者为外侧。在描述前臂时，相同的概念分别用"尺侧"（内侧）和"桡侧"（外侧）表示。

2. 上与下

上与下分别指靠近身体的上端与下端。

3. 前与后

距身体腹面近者为前，距身体背面近者为后。

4. 近侧（端）与远侧（端）

距四肢根部近者为近侧（端），距四肢根部远者为远侧（端）。

腧穴的定位方法主要包括体表标志定位法、"骨度"折量定位法、"指寸"定位法、简便取穴法四种。筋肉和骨节是体表取穴的主要标志，不便使用这些体表标志的部位，则用"骨度"折量定位法、"指寸"定位法或简便取穴法定位。临床应用时，各种取穴方法可以结合起来，相互参照，一般能够用"骨度"折量定位的腧穴尽量不用"指寸"定位法和简便取穴法。

二、体表标志定位法

体表标志定位法是以体表解剖学的各种体表标志为依据确定经穴定位的方法，又称体表解剖标志定位法。体表解剖标志可分为固定标志和活动标志两种。

1. 固定标志

这是指各部由骨骼和肌肉所形成的凸起和凹陷、五官轮廓、头发发际、指（趾）甲、乳头、脐窝等。如腓骨小头前下方凹陷处定阳陵泉，三角肌尖端部定臂臑，目内眦角稍上方定睛明，两眉之间定印堂，鼻尖定素髎，脐中定神阙，两乳头连线中点定膻中，耻骨联合上缘中点定曲骨等。

2. 活动标志

这是指各部的关节、肌肉、肌腱、皮肤随着活动而出现的空隙、凹陷、皱纹、尖端等。如极度屈肘时肘横纹外侧端凹陷取曲池；握拳掌横纹头取后溪；张口取耳门、听宫、听会；闭口取下关；翘拇指时腕背横纹上拇长、短伸肌腱之间的凹陷中取阳溪；上臂外展至水平位，肩峰前下方与后下方各会出现一个凹陷，前下方凹陷取肩髃，后下方凹陷取肩髎等，这些都是在动态情况下作为取穴定位的标志。

常用全身各部主要体表标志见下表：

常用全身各部主要体表标志

分部	体表标志	定位方法	辅助取穴举例
头部	前发际正中	头部有发部位的前缘正中	神庭
	后发际正中	头部有发部位的后缘正中	哑门
	额角发际	前发际额角曲角处	头维
	耳尖	在耳向前折时耳的最高点	角孙
	完骨	耳后颞骨乳突	完骨
	枕外隆凸	枕骨外侧最隆起的骨突	脑户
面部	眉间	两眉头之间中点处	印堂
	瞳孔、目中	平视，瞳孔中央	承泣
颈项部	结喉（喉结）	喉头凸起处	扶突
	第7颈椎棘突	颈后隆起最高且能随头旋转而转动者即是	大椎
胸部	胸骨上窝	胸骨切迹上方凹陷处	天突
	剑胸联合中点	胸骨体与剑突结合部	中庭
	乳头	乳头中央	乳中
	第4肋间隙	男性乳头平第4肋间隙	天池
腹部	脐中	肚脐中央	神阙
	耻骨联合上缘	耻骨联合上缘与前正中线的交点处	曲骨
背腰骶部	第3胸椎棘突	直立，两手下垂时，两肩胛骨内侧角连线与后正中线的交点	风门
	第7胸椎棘突	直立，两手下垂时，两肩胛骨下角的水平线与后正中线的交点	至阳
	第4腰椎棘突	两髂嵴最高点连线与后正中线的交点	腰阳关
	骶管裂孔	取尾骨上方左右的骶角，与两骶角平齐的后正中线上	腰俞
上肢部	腋后纹头	腋窝皱襞的后端	肩贞
	肘横纹	与肱骨内上髁、外上髁连线相平	曲池
	肘尖	尺骨鹰嘴	小海
下肢部	髀枢	股骨大转子	环跳
	臀下横纹	臀与大腿的移行部	承扶
	外膝眼	髌韧带外侧凹陷处中央	犊鼻
	腘横纹	腘窝处横纹	委中
	内踝尖	内踝向内侧的凸起处	太溪
	外踝尖	外踝向外侧的凸起处	昆仑

三、"骨度"折量定位法

"骨度"折量定位法是指以体表骨节为主要标志折量全身各部的长度和宽度，定出分寸，用于腧穴定位的方法，又称骨度分寸法、骨度法、折骨定位法。"骨度"之法原出《灵枢》。根据文献记载，此法主要用以量定人体各部长短、宽窄、大小，非专为腧穴定位而设。用"骨度"作为量定针灸腧穴的折量尺寸，开始于隋唐时代的《黄帝内经太素》，其曰："今以中人为法，则大人小人皆以为定。何者？取一合七尺五寸人身量之，合七十五分，则七尺六寸以上大人，亦准为七十五分，七尺四寸以下乃至婴儿，亦准七十五分，以此为定分，立经脉长短并取空穴。"而现代使用的"骨度"折量法，是以《灵枢·骨度》规定的人体各部的分寸为基础，并结合历代学者创用的折量分寸作为定穴的依据，其主要方法是：将设定的两骨节点之间的长度折量为一定的等份，每1等份为1寸，10等份为1尺。也就是说，"寸"不是绝对长度，而是代表等份中的1份。不论男女老幼、肥瘦高矮，只要部位相同，其尺寸便相同（图1-1，图1-2）。

全身主要"骨度"折量寸如下表：

骨度折量寸表

部位	起止点	折量寸	度量法	说明
头面部	前发际正中至后发际正中	12	直寸	用于确定头部腧穴的纵向距离
	眉间（印堂）至前发际正中	3	直寸	用于确定前或后发际及头部腧穴的纵向距离
	两额角发际（头维）之间	9	横寸	用于确定头前部腧穴的横向距离
	耳后两乳突（完骨）之间	9	横寸	用于确定头后部腧穴的横向距离
胸腹胁部	胸骨上窝（天突）至剑胸结合中点（歧骨）	9	直寸	用于确定胸部任脉腧穴的纵向距离
	剑胸结合中点（歧骨）至脐中	8	直寸	用于确定上腹部腧穴的纵向距离
	脐中至耻骨联合上缘（曲骨）	5	直寸	用于确定下腹部腧穴的纵向距离
	两乳头之间或两锁骨中点之间	8	横寸	用于确定胸腹部腧穴的横向距离
	两肩胛骨喙突内侧缘之间	12	横寸	用于确定胸部腧穴的横向距离
背腰部	肩胛骨内侧缘至后正中线	3	横寸	用于确定背腰部腧穴的横向距离
上肢部	腋前、后纹头至肘横纹（平尺骨鹰嘴）	9	直寸	用于确定上臂部腧穴的纵向距离
	肘横纹（平尺骨鹰嘴）至腕掌（背）侧远端横纹	12	直寸	用于确定前臂部腧穴的纵向距离

部位	起止点	折量寸	度量法	说明
下肢部	耻骨联合上缘至髌底	18	直寸	用于确定大腿部腧穴的纵向距离
	髌底至髌尖	2	直寸	
	髌尖（膝中）至内踝尖	15	直寸	用于确定小腿内侧部腧穴的纵向距离
	胫骨内侧髁下方阴陵泉至内踝尖	13	直寸	
	股骨大转子至腘横纹（平髌尖）	19	直寸	用于确定大腿前外侧部腧穴的纵向距离
	臀沟至腘横纹	14	直寸	用于确定大腿后部腧穴的纵向距离
	腘横纹（平髌尖）至外踝尖	16	直寸	用于确定小腿外侧部腧穴的纵向距离
	内踝尖至足底	3	直寸	用于确定足内侧部腧穴的纵向距离

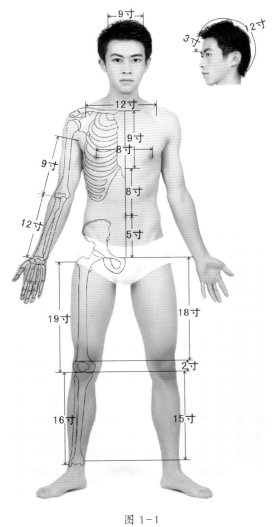

图 1-1

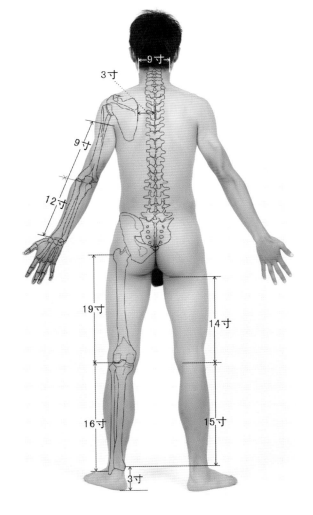

图 1-2

四、"指寸"定位法

"指寸"定位法是指根据被取穴者本人手指所规定的分寸以量取腧穴的方法，又称指量法、手指同身寸取穴法，习称"同身寸"。在具体取穴时，用"骨度"折量定位法无法定位的腧穴，可参照被取穴者自身的手指进行比量，并结合一些简便的活动标志取穴方法，以确定腧穴标准定位。

"指寸"定位法使用方便，但对儿童和身材高矮胖瘦差异大者易有误差，必须在骨度分寸的基础上应用，作为其他取穴方法的补充，不能以指寸取量全身各部，更不能替代其他取穴方法，以免取穴不准，影响疗效。明代徐春甫在《古今医统大全》中说："今世之医，惟取中指中节谓之同身寸，凡取诸穴悉根据之，其亦未之思耳。殊不知同身之义，随身之大小肥瘦长短，随处分折而取之，则自无此长彼短之弊，而庶几乎同身之义有准矣。若以中指为法，如瘦人指长而身小，则背腹之横寸岂不太阔耶？如肥人指短而身大，则背腹之横寸岂不太狭耶？古人所以特谓同身寸法者，盖必同其身体随在而分折之，故无肥瘦、长短之差讹也……何后世不论背腹，概以中指谓之同身，简而行简，讹而愈讹。"说明"同身寸"的临床应用，应"以意消息，巧拙在人"，即根据各人的具体情况灵活应用。"指寸"定位法分中指同身寸、拇指同身寸和横指同身寸（一夫法）三种。

1. 中指同身寸

中指同身寸以被取穴者的中指中节桡侧两端纹头（拇指、中指屈曲呈环形）之间的距离作为1寸（图1-3）。此法源自唐代孙思邈所撰的《千金要方》，以"取病者男左女右手中指上第一节为一寸"，即以中指末节（远端）从指骨间关节横纹至指端之间的长度为1寸。《外台秘要》也遵循之。至宋代《太平圣惠方》开始提出以"手中指第二节内度两横纹相去为一寸"，这就是后人所称的"中指同身寸"。其法一直应用至今，流传颇为广泛。以后明代徐凤著《针灸大全》，对其具体使用方法有进一步的说明："大指与中指相屈如环，取中指中节横纹上下相去长短为一寸，谓之同身寸法。"

2. 拇指同身寸

被取穴者伸直拇指，以被取穴者拇指的指骨间关节的宽度作为1寸（图1-4），此法同出《千金要方》。孙思邈认为"手中指上第一节为一寸。亦有长短不定者，即取手大拇指第一节横度为一寸"。

3. 横指同身寸（一夫法）

被取穴者手食、中、环、小指四指并拢，以其中指中节横纹为准，其四指的宽度作为3寸（图1-5）。因其四指的宽度为一夫，折作3寸，故又称"一夫法"，适用于上下肢、下腹部的直寸和背部的横寸定穴。"夫"，读作"扶"（伯），为古时长度计量单位名。

《礼记·投壶》说："室中五扶,堂上七扶。"郑玄注:"铺四指曰扶。"贾公彦疏:"扶广四寸。"用"扶"（通"夫"）量定腧穴位置,在《肘后备急方》中有记载:"以病人手横掩,下并四指,名曰一夫。"《千金要方》中进一步指出:"凡量一夫之法,覆手并舒四指,对度四指上中节上横过为一夫。"并云:"夫有两种,有三指为一夫者,此脚弱灸,以四指为一夫也。"临床上一般以后者为常用。

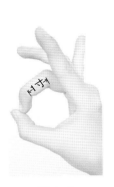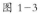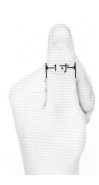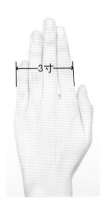

图 1-3   图 1-4   图 1-5

五、简便取穴法

简便取穴法是临床中一种简便易行的腧穴定位方法,常用简便取穴的腧穴有列缺、劳宫、少府、风市、章门、血海、廉泉、养老、百会等。如两虎口自然平直交叉,一手食指压在另一手腕后高骨的上方,当食指尽端处取列缺;半握拳,当中指端所指处取劳宫;立正姿势,两手下垂,于中指尖处取风市;垂肩、屈肘、合腋,于平肘尖处取章门;两耳尖连线中点取百会等。此法是一种辅助取穴方法。

腧穴定位的以上四种方法在应用时需互相结合,即主要采用体表标志定位法和"骨度"折量定位法,而对少量难以完全采用上述两种方法定位的腧穴,则配合使用"指寸"定位法和简便取穴法。

第二章　手太阴肺经经穴

穴位	定位	主治	操作
中府 Zhōngfǔ （LU 1）	在胸前壁的外上方，云门下1寸，平第1肋间隙，距前正中线6寸（图2-1）	中医病症：①咳嗽，气喘；②胸痛，肩背痛 西医疾病：支气管炎，肺炎，哮喘，肺结核，支气管扩张	向外斜刺或平刺0.5~0.8寸，不可向内侧深刺，以免伤及脏器
云门 Yúnmén （LU 2）	在胸前壁的外上方，肩胛骨喙突上方，锁骨下窝凹陷处，距前正中线6寸（图2-1）	中医病症：①咳嗽，气喘；②胸痛，肩痛 西医疾病：①气管炎，胸痛，哮喘；②肩关节周围炎	向外斜刺0.5~0.8寸，不可向内侧深刺，以免伤及肺脏
天府 Tiānfǔ （LU 3）	在臂内侧面，肱二头肌桡侧缘，腋前纹头下3寸处（图2-2）	中医病症：①鼻衄，咳嗽，气喘；②肩及上肢内侧疼痛 西医疾病：①支气管炎，哮喘；②精神病，煤气中毒；③鼻出血，吐血，肩臂部疼痛	直刺0.5~1.0寸
侠白 Xiábái （LU 4）	在臂内侧面，肱二头肌桡侧缘，腋前纹头下4寸处，或肘横纹上5寸处（图2-2）	中医病症：①咳嗽，气喘；②上臂内侧痛 西医疾病：①支气管炎，支气管哮喘，肺炎；②心动过速，上臂内侧神经痛	直刺0.5~1.0寸
尺泽 Chǐzé （LU 5）	在肘横纹中，肱二头肌肌腱桡侧凹陷处（图2-2）	中医病症：①咳嗽，气喘，咯血，潮热，胸部胀满，咽喉肿痛；②急性腹痛吐泻；③肘臂挛痛 西医疾病：①肺结核，咯血，肺炎，支气管炎，支气管哮喘，咽喉肿痛，胸膜炎；②肘关节病，脑血管病后遗症，前臂痉挛；③肩胛神经痛，精神病，小儿抽搐等；④膀胱括约肌麻痹(小便失禁)	直刺0.8~1.2寸，或点刺出血
孔最 Kǒngzuì （LU 6）	在前臂掌面桡侧，当尺泽与太渊连线上，腕横纹上7寸处（图2-3）	中医病症：①咯血，鼻衄，咳嗽，气喘，咽喉肿痛，热病无汗；②痔血；③肘臂挛痛 西医疾病：①肺结核，咯血，咽喉炎，扁桃体炎，支气管炎，支气管哮喘；②肘关节痛，手关节痛	直刺0.5~1.0寸

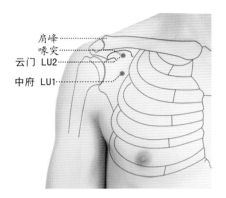

肩峰
喙突
云门 LU2
中府 LU1

图 2-1

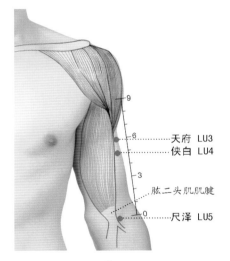

天府 LU3
侠白 LU4
肱二头肌肌腱
尺泽 LU5

图 2-2

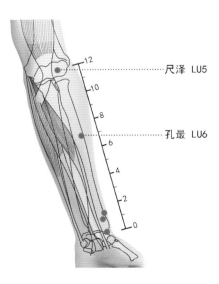

尺泽 LU5

孔最 LU6

图 2-3

第二章　手太阴肺经经穴

穴位	定位	主治	操作
列缺 Lièquē （LU 7）	在前臂桡侧缘，桡骨茎突上方，腕横纹上 1.5 寸。当肱桡肌与拇长展肌腱之间（图 2-4）	中医病症：①外感头痛，项强，咳嗽，气喘，咽喉肿痛；②口㖞，齿痛 西医疾病：①感冒，哮喘；②偏头痛，面肌痉挛，面神经麻痹，三叉神经痛；③颈椎病，脑血管后遗症，腕关节周围软组织疾患；④遗精，牙痛，高血压	向上斜刺0.3~0.5 寸
经渠 Jīngqú （LU 8）	在前臂掌面桡侧，桡骨茎突与桡动脉之间凹陷处，腕横纹上 1 寸（图 2-4）	中医病症：①咳嗽，气喘，胸痛，咽喉肿痛；②手腕痛 西医疾病：①气管炎，支气管哮喘，肺炎，扁桃体炎，发热，胸痛；②膈肌痉挛，食管痉挛，桡神经痛或麻痹	避开桡动脉，直刺 0.3~0.5 寸
太渊 Tàiyuān （LU 9）	在腕掌侧横纹桡侧，桡动脉搏动处（图 2-4）	中医病症：①外感，咳嗽，气喘，咽喉肿痛，胸痛；②无脉症；③腕臂痛 西医疾病：①支气管哮喘，百日咳，肺结核，扁桃体炎，肺炎；②心动过速，无脉症，脉管炎；③肋间神经痛，桡腕关节及周围软组织疾患，膈肌痉挛	避开桡动脉，直刺 0.3~0.5 寸
鱼际 Yújì （LU 10）	在手拇指本节（第1 掌指关节）后凹陷处，约当第 1 掌骨中点桡侧，赤白肉际处（图 2-5）	中医病症：①咳嗽，哮喘，咯血；②咽喉肿痛，失音，发热 西医疾病：①感冒，扁桃体炎，支气管炎，支气管哮喘；②多汗症，鼻出血，乳腺炎，小儿疳积，手指肿痛等	直刺 0.5~0.8 寸
少商 Shàoshāng （LU 11）	在手拇指末节桡侧，距指甲角 0.1 寸（图 2-5）	中医病症：①咽喉肿痛，发热，咳嗽，失音，鼻衄；②昏迷，癫狂；③指肿，麻木 西医疾病：①扁桃体炎，腮腺炎，感冒发热，支气管炎，肺炎，咯血；②休克，精神分裂症，癔症，失眠；③食管狭窄，黄疸；④牙龈出血，舌下肿瘤，口颊炎；⑤脑出血，盗汗，小儿惊风，手指挛痛	浅刺 0.1~0.2 寸，或点刺出血

手太阴肺经经穴歌

手太阴肺十一穴，中府云门天府诀，

侠白尺泽孔最寸，列缺经渠太渊涉，

鱼际拇指白肉际，少商甲爪如韭叶。

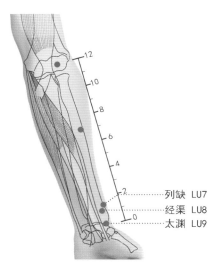

列缺 LU7
经渠 LU8
太渊 LU9

图 2-4

少商 LU11

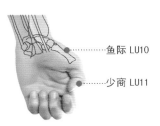

鱼际 LU10

少商 LU11

图 2-5

第三章　手阳明大肠经经穴

穴位	定位	主治	操作
商阳 Shāngyáng （LI 1）	在手食指末节桡侧，距指甲角0.1寸（图3-1）	中医病症：①咽喉肿痛，齿痛，耳聋；②热病，昏迷；③手指麻木 西医疾病：①牙痛，咽炎，喉炎，腮腺炎；②脑出血，高热，扁桃体炎	浅刺0.1~0.2寸，或点刺出血
二间 Èrjiān （LI 2）	微握拳，在食指本节（第2掌指关节）前桡侧凹陷处（图3-1）	中医病症：①咽喉肿痛，齿痛，目痛，鼻衄；②热病 西医疾病：①咽炎，喉炎，牙痛，鼻出血，睑腺炎；②扁桃体炎，肩周炎	直刺0.2~0.3寸
三间 Sānjiān （LI 3）	微握拳，在食指本节（第2掌指关节）后桡侧凹陷处（图3-2）	中医病症：①目病，齿病，咽喉肿痛；②身热；③手背肿痛 西医疾病：①牙痛，急性结膜炎，青光眼；②三叉神经痛，扁桃体炎，手指肿痛，肩关节周围炎	直刺0.5~0.8寸
合谷 Hégǔ （LI 4）	在手背，第1、2掌骨间，当第2掌骨桡侧的中点处（图3-2）	中医病症：①头痛，齿痛，目赤肿痛，咽喉肿痛，鼻衄，耳聋，疥腮，牙关紧闭，口㖞；②热病，无汗，多汗；③滞产，经闭，腹痛，便秘；④上肢疼痛、不遂，落枕 西医疾病：①感冒，头痛，咽炎，扁桃体炎；②鼻炎，牙痛，耳聋，耳鸣；③三叉神经痛，面肌痉挛，面神经麻痹，瘾症，癫痫，精神病，中风偏瘫，小儿惊厥；④腰扭伤，腕关节痛；⑤痛经，闭经，催产	直刺0.5~1.0寸
阳溪 Yángxī （LI 5）	在腕背横纹桡侧，手拇指向上翘起时，当拇长伸肌腱与拇短伸肌腱之间的凹陷中（图3-3）	中医病症：①头痛，目赤肿痛，齿病，咽喉肿痛；②手腕痛 西医疾病：①鼻炎，耳聋，耳鸣，结膜炎，角膜炎；②面神经麻痹，癫痫，精神病；③腕关节及周围软组织疾病，扁桃体炎	直刺0.5~0.8寸
偏历 Piānlì （LI 6）	屈肘，在前臂背面桡侧，当阳溪与曲池的连线上，腕横纹上3寸（图3-3）	中医病症：①目赤，耳聋，鼻衄，喉痛；②水肿；③手臂酸痛 西医疾病：①鼻出血，结膜炎，耳聋，耳鸣，牙痛；②面神经麻痹，扁桃体炎，前臂神经痛	直刺或斜刺0.5~0.8寸

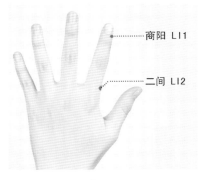

图 3-1

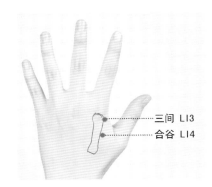

图 3-2

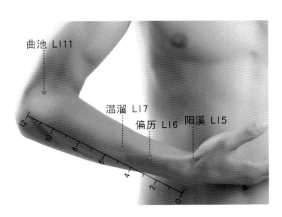

图 3-3

第三章　手阳明大肠经经穴

穴位	定位	主治	操作
温溜 Wēnliū （LI 7）	屈肘，在前臂背面桡侧，当阳溪与曲池的连线上，腕横纹上5寸（图3-4）	中医病症：①头痛，面肿，咽喉肿痛；②肠鸣腹痛；③肩背酸痛 西医疾病：①口腔炎，舌炎，腮腺炎；②扁桃体炎，面神经麻痹，下腹壁肌肉痉挛，前臂疼痛	直刺0.5~1.0寸
下廉 Xiàlián （LI 8）	在前臂背面桡侧，当阳溪与曲池的连线上，肘横纹下4寸（图3-5）	中医病症：①头痛，眩晕，目痛；②腹胀，腹痛；③肘臂病 西医疾病：①网球肘，肘关节炎；②腹痛，肠鸣音亢进；③急性脑血管病	直刺0.5~1.0寸
上廉 Shànglián （LI 9）	在前臂背面桡侧，当阳溪与曲池的连线上，肘横纹下3寸（图3-5）	中医病症：①手臂麻木，肩臂酸痛，半身不遂；②腹痛，肠鸣 西医疾病：①肩周炎，网球肘，脑血管病后遗症；②肠鸣腹痛	直刺0.5~1.0寸
手三里 Shǒusānlǐ （LI 10）	在前臂背面桡侧，当阳溪与曲池的连线上，肘横纹下2寸（图3-5）	中医病症：①肩臂麻痛，上肢不遂；②腹痛，腹泻；③齿痛颊肿 西医疾病：①溃疡病，肠炎，消化不良；②牙痛，口腔炎；③颈淋巴结核，面神经麻痹，感冒，乳腺炎	直刺0.8~1.2寸
曲池 Qūchí （LI 11）	在肘横纹外侧端，屈肘，当尺泽与肱骨外上髁连线中点（图3-5）	中医病症：①热病，咽喉肿痛，齿痛，目赤肿痛，头痛，眩晕，癫狂；②上肢不遂，手臂肿痛，瘰疬；③瘾疹；④腹痛，吐泻，月经不调 西医疾病：①急性脑血管病后遗症，肩周炎，肘关节炎；②流行性感冒，肺炎，扁桃体炎；③咽喉炎，牙痛，睑腺炎，甲状腺肿大；④乳腺炎，高血压，皮肤病，过敏性疾病	直刺1.0~1.5寸
肘髎 Zhǒuliáo （LI 12）	在臂外侧，屈肘，曲池上方1寸，当肱骨边缘处（图3-6）	中医病症：肘臂酸痛、麻木、挛急 西医疾病：肩周炎，肱骨外上髁炎等肘关节疾病	直刺0.5~1.0寸
手五里 Shǒuwǔlǐ （LI 13）	在臂外侧，当曲池与肩髃连线上，曲池上3寸（图3-6）	中医病症：肘臂挛痛，瘰疬 西医疾病：①咯血，肺炎，扁桃体炎、胸膜炎；②恐怖症，嗜睡，肋间神经痛；③偏瘫，上肢疼痛；④腹膜炎，颈淋巴结核	避开动脉，直刺0.5~1.0寸

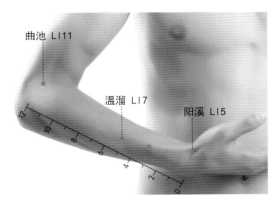

图 3-4

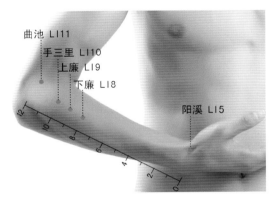

图 3-5

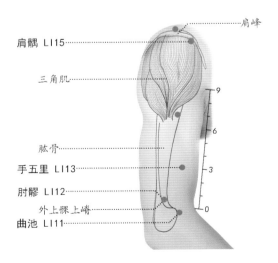

图 3-6

第三章　手阳明大肠经经穴

穴位	定位	主治	操作
臂臑 Bìnào （LI 14）	当曲池与肩髃连线上，曲池上7寸。自然垂臂时在臂外侧，三角肌止点处（图3-7）	中医病症：①肩臂痛，瘰疬；②目疾 西医疾病：①上肢瘫痪或疼痛，肩周炎，颅顶肌肉痉挛；②眼病，颈淋巴结核，头痛	直刺或向上斜刺0.8~1.5寸
肩髃 Jiānyú （LI 15）	在肩部，三角肌上，臂外展，或向前平伸时，当肩峰前下方凹陷处（图3-7，3-8）	中医病症：①上肢不遂，肩痛不举，瘰疬；②瘾疹 西医疾病：①急性脑血管病后遗症，肩周炎；②高血压，乳腺炎，荨麻疹	直刺或向下斜刺0.8~1.5寸
巨骨 Jùgǔ （LI 16）	在肩上部，当锁骨肩峰端与肩胛冈之间凹陷处（图3-7）	中医病症：①肩臂挛痛不遂；②瘰疬，瘿气 西医疾病：①肩关节周围炎，肩关节及肩部软组织损伤；②吐血，胃出血；③颈淋巴结核，高热痉挛，下牙痛	直刺，微斜向外下方，进针0.5~1.0寸
天鼎 Tiāndǐng （LI 17）	在颈外侧部，胸锁乳突肌后缘，当结喉旁，扶突穴与缺盆穴连线中点（图3-9）	中医病症：①咽喉肿痛，暴喑；②瘰疬，瘿气 西医疾病：①甲状腺肿，喉炎，舌骨肌麻痹症；②颈淋巴结核，扁桃体炎	直刺0.5~0.8寸
扶突 Fútū （LI 18）	在颈外侧部，结喉旁，当胸锁乳突肌的前、后缘之间（图3-9）	中医病症：①瘿气，暴喑，咽喉肿痛；②咳嗽，气喘 西医疾病：①甲状腺肿，甲状腺功能亢进，急性舌骨肌麻痹，声音嘶哑，咽喉炎；②膈肌痉挛，唾液分泌异常；③喘息，低血压等	直刺0.5~0.8寸
口禾髎 Kǒuhéliáo （LI 19）	在上唇部，鼻孔外缘直下，平水沟穴（图3-9）	中医病症：①鼻塞，衄血；②口祸，口噤 西医疾病：①鼻炎，鼻出血，嗅觉减退，鼻息肉，咀嚼肌痉挛；②面神经麻痹，面肌痉挛；③腮腺炎	平刺或斜刺0.3~1.0寸
迎香 Yíngxiāng （LI 20）	在鼻翼外缘中点旁，当鼻唇沟中（图3-9）	中医病症：①鼻塞，衄血，口祸，面痒；②胆道蛔虫病 西医疾病：①鼻炎，鼻窦炎，嗅觉减退，鼻出血，鼻息肉；②胆道蛔虫病，便秘；③面神经麻痹	斜刺或平刺0.3~0.5寸

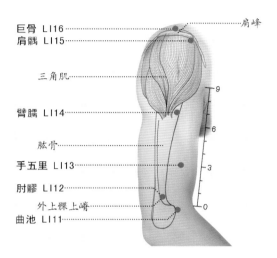

巨骨 LI16 ———— 肩峰
肩髃 LI15
三角肌
臂臑 LI14
肱骨
手五里 LI13
肘髎 LI12
外上髁上嵴
曲池 LI11

图 3-7

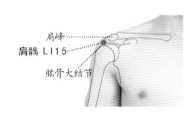

肩峰
肩髃 LI15
肱骨大结节

图 3-8

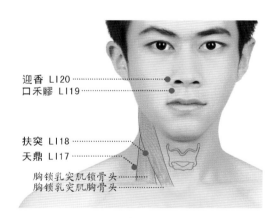

迎香 LI20
口禾髎 LI19
扶突 LI18
天鼎 LI17
胸锁乳突肌锁骨头
胸锁乳突肌胸骨头

图 3-9

手阳明大肠经经穴歌

手阳明穴起商阳，二间三间合谷藏，
阳溪偏历温溜穴，下廉上廉三里长，
曲池肘髎手五里，臂臑肩髃巨骨当，
天鼎扶突禾髎接，鼻旁五分号迎香。

第四章　足阳明胃经经穴

穴位	定位	主治	操作
承泣 Chéngqì （ST 1）	在面部，瞳孔直下，当眼球与眶下缘之间（图 4-1）	中医病症：①目赤肿痛，流泪，夜盲，近视，眼睑瞤动；②口㖞，面肌痉挛 西医疾病：①急、慢性结膜炎，近视，远视，散光，青光眼，色盲，夜盲症，睑缘炎，角膜炎，视神经炎，视神经萎缩，白内障，视网膜色素变性，眶下神经痛；②面肌痉挛，面神经麻痹	嘱患者闭目，医者押手轻轻固定眼球，刺手持针，于眶下缘和眼球之间缓慢直刺 0.5~1 寸，不宜提插捻转，以防刺破血管引起血肿。禁灸
四白 Sìbái （ST 2）	在面部，目正视，瞳孔直下，当眶下孔凹陷处（图 4-1）	中医病症：①目赤肿痛，目翳，眼睑瞤动，近视；②面痛，口㖞；③头痛，眩晕 西医疾病：①三叉神经痛，面神经麻痹，面肌痉挛；②角膜炎，近视，青光眼，夜盲，结膜瘙痒，角膜白斑，鼻窦炎；③胆道蛔虫病	直刺 0.3~0.5 寸，或沿皮透刺睛明，或向外上方斜刺 0.5 寸入眶下孔。慎灸
巨髎 Jùliáo （ST 3）	在面部，瞳孔直下，平鼻翼下缘处，当鼻唇沟外侧（图 4-1）	中医病症：①口㖞，面痛，齿痛，鼻衄，唇颊肿；②眼睑瞤动 西医疾病：①面神经麻痹，面肌痉挛，三叉神经痛；②青光眼，近视，白内障，结膜炎，鼻炎，上颌窦炎，牙痛	直刺 0.5~0.8 寸。慎灸
地仓 Dìcāng （ST 4）	在面部，口角外侧，上直瞳孔（图 4-1）	中医病症：①口㖞，流涎；②眼睑瞤动 西医疾病：①面神经麻痹，面肌痉挛，三叉神经痛；②口角炎，小儿流涎	斜刺或平刺 0.5~0.8 寸，或向迎香、颊车方向透刺 1.0~2.0 寸。慎灸

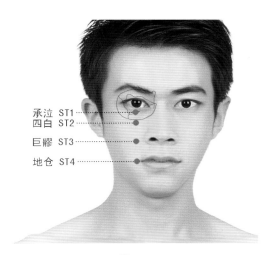

承泣 ST1
四白 ST2
巨髎 ST3
地仓 ST4

图 4-1

第四章　足阳明胃经经穴

穴位	定位	主治	操作
大迎 Dàyíng （ST 5）	在面部，下颌角前方，咬肌附着部的前缘，当面动脉搏动处（图4-2）	中医病症：①颊肿，齿痛；②口喎，口噤 西医疾病：①龋齿痛，智齿冠周炎，面部蜂窝织炎，眼睑痉挛，颈淋巴结核；②面神经麻痹，面肌痉挛，三叉神经痛	避开动脉直刺0.3~0.5寸，或斜向地仓方向刺。慎灸
颊车 Jiáchē （ST 6）	在面颊部，下颌角前上方约一横指，当咀嚼时咬肌隆起，按之凹陷处（图4-3）	中医病症：①口喎，颊肿；②齿痛，口噤不语 西医疾病：①牙髓炎，冠周炎，腮腺炎，下颌关节炎；②面神经麻痹，三叉神经痛，咬肌痉挛；③脑血管病后遗症，甲状腺肿	直刺0.3~0.5寸，或向地仓方向透刺1.5~2.0寸。慎灸
下关 Xiàguān （ST 7）	在面部耳前方，当颧弓与下颌切迹所形成的凹陷处，闭口取穴（图4-3）	中医病症：①耳聋，耳鸣，聤耳；②齿痛，口喎，面痛 西医疾病：①牙痛，颞颌关节功能紊乱，下颌关节脱位，下颌关节炎，咬肌痉挛，耳聋，耳鸣；②面神经麻痹，三叉神经痛；③眩晕，足跟痛	直刺或斜刺0.5~1.0寸。慎灸
头维 Tóuwéi （ST 8）	在头侧部，当额角发际上0.5寸，头正中线旁开4.5寸（图4-3）	中医病症：①头痛，眩晕；②目痛，迎风流泪，眼睑瞤动 西医疾病：①偏头痛，前额神经痛，精神分裂症，面神经麻痹；②脑出血，高血压；③结膜炎，视力减退	向后平刺0.5~0.8寸或横刺透率谷
人迎 Rényíng （ST 9）	在颈部，结喉旁，当胸锁乳突肌的前缘，颈总动脉搏动处（图4-4）	中医病症：①咽喉肿痛，胸满喘息，瘰疬，瘿气；②头痛，眩晕 西医疾病：①头痛，神经症；②咽喉炎，扁桃体炎，声带疾患，哮喘，肺结核，咯血；③甲状腺功能亢进，甲状腺肿大，雷诺病	避开动脉直刺0.3~0.8寸。慎灸
水突 Shuǐtū （ST 10）	在颈部，横平环状软骨，胸锁乳突肌的前缘，当人迎与气舍连线的中点（图4-4）	中医病症：①咳嗽，哮喘；②咽喉肿痛，瘿瘤，瘰疬 西医疾病：①支气管炎，支气管哮喘，百日咳，喉炎，声带疾病，咽炎，扁桃体炎；②甲状腺肿大	直刺0.3~0.5寸。慎灸

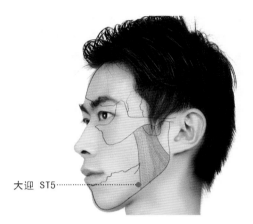

大迎 ST5

图 4-2

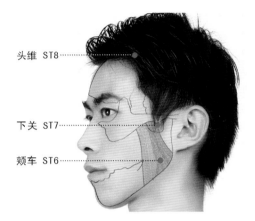

头维 ST8
下关 ST7
颊车 ST6

图 4-3

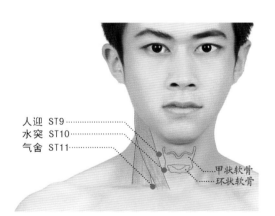

人迎 ST9
水突 ST10
气舍 ST11

甲状软骨
环状软骨

图 4-4

第四章　足阳明胃经经穴

穴位	定位	主治	操作
气舍 Qìshè （ST 11）	在颈部，当锁骨内侧端的上缘，胸锁乳突肌的胸骨头与锁骨头之间（图4-5）	中医病症：①咳嗽，哮喘，呃逆；②咽喉肿痛，瘿瘤，瘰疬，落枕，颈项强痛 西医疾病：①咽炎，扁桃体炎，喉炎，支气管炎，支气管哮喘，百日咳；②食管炎，膈肌痉挛，消化不良；③颈淋巴结核，甲状腺肿大，颈椎病	直刺0.3~0.5寸
缺盆 Quēpén （ST 12）	在颈外侧区，锁骨上大窝，锁骨上缘凹陷处，距前正中线4寸（图4-6）	中医病症：①咳嗽，哮喘；②缺盆中痛，咽喉肿痛，瘰疬，颈肿 西医疾病：①扁桃体炎，气管炎，支气管哮喘，胸膜炎；②膈肌痉挛，颈淋巴结核，甲状腺肿大，肩部软组织病变	直刺或向后背横刺0.3~0.5寸，不可深刺，以防刺伤胸膜引起气胸。禁灸
气户 Qìhù （ST 13）	在胸部，当锁骨中点下缘，距前正中线4寸（图4-6）	中医病症：①咳嗽，哮喘，呃逆；②胸胁胀满 西医疾病：①慢性支气管炎，哮喘，胸膜炎；②肋软骨炎，肋间神经痛	斜刺或平刺0.5~0.8寸
库房 Kùfáng （ST 14）	在胸部，当第1肋间隙，距前正中线4寸（图4-6）	中医病症：①咳嗽，哮喘，咳唾脓血；②胸胁胀痛 西医疾病：①支气管炎，支气管扩张，肺炎，肺气肿，胸膜炎；②肋间神经痛	斜刺或平刺0.5~0.8寸
屋翳 Wūyì （ST 15）	在胸部，当第2肋间隙，距前正中线4寸处（图4-6）	中医病症：①咳嗽，哮喘；②胸胁胀满，乳痈 西医疾病：①支气管炎，支气管扩张，胸膜炎；②肋间神经痛，乳腺炎	斜刺或平刺0.5~0.8寸
膺窗 Yīngchuāng （ST 16）	在胸部，当第3肋间隙，距前正中线4寸（图4-6）	中医病症：①咳嗽，哮喘；②胸肋胀痛，乳痈 西医疾病：①支气管炎，哮喘，胸膜炎；②肠炎，乳腺炎，肋间神经痛	斜刺或平刺0.5~0.8寸
乳中 Rǔzhōng （ST 17）	在胸部，当第4肋间隙，乳头中央，距前正中线4寸（图4-7）	胸部取穴标志	不针不灸，只作为胸腹部穴位的定位标志

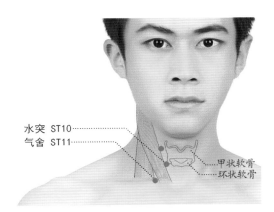

水突 ST10
气舍 ST11

甲状软骨
环状软骨

图 4-5

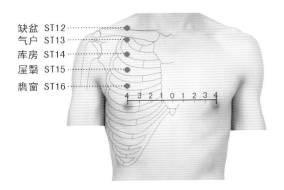

缺盆 ST12
气户 ST13
库房 ST14
屋翳 ST15
膺窗 ST16

4 3 2 1 0 1 2 3 4

图 4-6

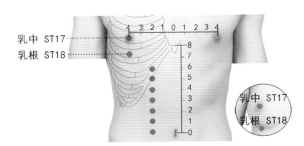

4 3 2 1 0 1 2 3 4

乳中 ST17
乳根 ST18

乳中 ST17
乳根 ST18

图 4-7

第四章　足阳明胃经经穴

穴位	定位	主治	操作
乳根 Rǔgēn （ST 18）	在胸部，当乳头直下，乳房根部，第5肋间隙，距前正中线4寸（图4-8）	中医病症：①咳嗽，哮喘，胸闷，胸痛；②乳痈，乳汁少 西医疾病：①乳汁不足，乳腺炎；②哮喘，慢性支气管炎，胸膜炎；③肋间神经痛，臂丛神经痛	斜刺或平刺0.5~0.8寸。慎灸
不容 Bùróng （ST 19）	在上腹部，当脐中上6寸，距前正中线2寸（图4-8）	中医病症：①呕吐，胃痛，腹胀；②食欲不振 西医疾病：①胃炎，胃扩张，神经性呕吐，消化不良；②咳嗽，哮喘；③肋间神经痛	直刺0.5~1.0寸
承满 Chéngmǎn （ST 20）	在上腹部，当脐中上5寸，距前正中线2寸（图4-8）	中医病症：①胃痛，腹胀，食欲不振；②吐血 西医疾病：胃、十二指肠溃疡，胃痉挛，急、慢性胃炎，消化不良，胃部神经症，腹膜炎，肝炎，痢疾，肠炎	直刺0.5~1.0寸
梁门 Liángmén （ST 21）	在上腹部，当脐中上4寸，距前正中线2寸（图4-8）	中医病症：胃痛，呕吐，食欲不振，腹胀，泄泻 西医疾病：胃痉挛，溃疡病，胃炎，胃部神经症，肠炎，痢疾，消化不良	直刺0.5~1.0寸
关门 Guānmén （ST 22）	在上腹部，当脐中上3寸，距前正中线2寸（图4-8）	中医病症：①腹痛，腹胀，肠鸣，泄泻；②遗尿，水肿 西医疾病：①胃炎，胃痉挛，肠炎，腹水，便秘；②遗尿，水肿	直刺0.5~1.0寸
太乙 Tàiyǐ （ST 23）	在上腹部，当脐中上2寸，距前正中线2寸（图4-8）	中医病症：①胃痛；②癫狂，心烦；③遗尿 西医疾病：①急性胃炎，消化不良，肠鸣，腹胀；②癔症，癫痫，精神病；③遗尿	直刺0.8~1.2寸
滑肉门 Huáròumén （ST 24）	在上腹部，当脐中上1寸，距前正中线2寸（图4-8）	中医病症：①胃痛，呕吐，月经不调；②癫狂，吐舌 西医疾病：①癫痫，精神病；②子宫内膜炎；③舌炎，舌下腺炎，慢性胃肠炎	直刺0.8~1.2寸
天枢 Tiānshū （ST 25）	在腹中部，脐中旁开2寸（图4-8）	中医病症：①腹胀肠鸣，绕脐腹痛，便秘，泄泻，痢疾；②癥瘕，月经不调，痛经 西医疾病：①急性胃肠炎，小儿腹泻，痢疾，便秘，胆囊炎，肝炎；②痛经，子宫内膜炎，功能性子宫出血；③肾炎	直刺1.0~1.5寸

足阳明胃经经穴

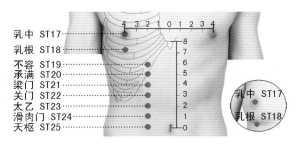

乳中 ST17
乳根 ST18
不容 ST19
承满 ST20
梁门 ST21
关门 ST22
太乙 ST23
滑肉门 ST24
天枢 ST25

乳中 ST17
乳根 ST18

图 4-8

第四章　足阳明胃经经穴

穴位	定位	主治	操作
外陵 Wàilíng （ST 26）	在下腹部，当脐中下1寸，距前正中线2寸（图4-9）	中医病症：腹痛，痛经，疝气 西医疾病：①胃炎，肠炎，肠痉挛，阑尾炎；②痛经	直刺1.0~1.5寸
大巨 Dàjù （ST 27）	在下腹部，当脐中下2寸，距前正中线2寸（图4-9）	中医病症：①小腹胀，小便不利，疝气；②遗精，早泄 西医疾病：①阑尾炎，肠炎，肠梗阻，便秘，腹痛；②尿潴留，膀胱炎，尿道炎，睾丸炎，遗精，阳痿；③失眠	直刺1.0~1.5寸
水道 Shuǐdào （ST 28）	在下腹部，当脐中下3寸，距前正中线2寸（图4-9）	中医病症：①水肿，小便不利，小腹胀满；②痛经，不孕，疝气 西医疾病：①肾炎，膀胱炎，尿道炎，尿潴留，睾丸炎，小儿睾丸鞘膜积液；②盆腔炎，子宫疾病，卵巢疾病；③腹水，脊髓炎，疝气，脱肛，便秘	直刺1.0~1.5寸
归来 Guīlái （ST 29）	在下腹部，当脐中下4寸，距前正中线2寸（图4-9）	中医病症：①腹痛，疝气；②闭经，月经不调，阴挺，带下 西医疾病：①痛经，盆腔炎，白带异常，闭经，卵巢炎，子宫内膜炎；②睾丸炎，小儿腹股沟疝，阴茎痛，生殖器疾病	直刺1.0~1.5寸
气冲 Qìchōng （ST 30）	在腹股沟稍上方，当脐中下5寸，距前正中线2寸（图4-9）	中医病症：①腹痛；②阳痿，阴肿，疝气；③月经不调，不孕 西医疾病：①尿路感染，前列腺炎，睾丸炎，疝气；②痛经，功能性子宫出血，不孕症	直刺0.5~1.0寸。不宜灸
髀关 Bìguān （ST 31）	在大腿前面，当髂前上棘与髌底外侧端的连线上，屈股时，平会阴，居缝匠肌外侧凹陷处（图4-10）	中医病症：①下肢痿痹，腰膝冷痛；②腹痛 西医疾病：①下肢瘫痪，股内、外肌痉挛，下肢麻痹疼痛，膝关节痛，重症肌无力；②腹股沟淋巴结炎	直刺1.0~2.0寸，局部酸胀，或酸胀感向膝部传导

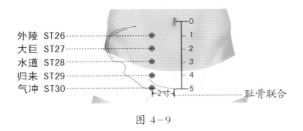

外陵 ST26
大巨 ST27
水道 ST28
归来 ST29
气冲 ST30

耻骨联合

图 4-9

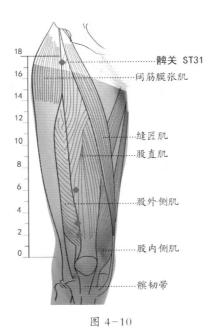

髀关 ST31
阔筋膜张肌

缝匠肌
股直肌

股外侧肌

股内侧肌

髌韧带

图 4-10

第四章　足阳明胃经经穴

穴位	定位	主治	操作
伏兔 Fútù （ST 32）	在大腿前面，当髂前上棘与髌底外侧端的连线上，髌底上6寸（图4-11）	中医病症：①腰膝冷痛，下肢痿痹，脚气；②疝气 西医疾病：①风湿性关节炎，股外侧皮神经炎，下肢瘫痪，下肢痉挛；②荨麻疹，腹股沟淋巴结炎	直刺1.0~2.0寸
阴市 Yīnshì （ST 33）	在大腿前面，当髂前上棘与髌底外侧端的连线上，髌底上3寸（图4-11）	中医病症：①腹胀，腹痛；②腿膝痿痹，屈伸不利 西医疾病：①风湿性关节炎，髌上滑囊炎，髌骨软化症，脑血管病后遗症；②糖尿病，水肿	直刺1.0~1.5寸
梁丘 Liángqiū （ST 34）	屈膝，在大腿前面，当髂前上棘与髌底外侧端的连线上，髌底上2寸（图4-11）	中医病症：①急性胃痛，乳痈；②膝关节肿痛，下肢不遂 西医疾病：①胃痉挛，胃炎，腹泻；②乳腺炎，痛经；③风湿性关节炎，髌上滑囊炎，髌骨软化症，膝关节病变	直刺1.0~1.5寸
犊鼻 Dúbí （ST 35）	屈膝，在膝部，髌骨与髌韧带外侧凹陷中（图4-11）	中医病症：膝肿痛，足跟痛 西医疾病：膝关节炎，膝部神经痛或麻木，下肢瘫痪	屈膝90°，向后内斜刺1.0~1.5寸
足三里 Zúsānlǐ （ST 36）	在小腿前外侧，当犊鼻下3寸，距胫骨前缘一横指（中指）（图4-12）	中医病症：①胃病，呕吐，噎膈，腹胀，腹痛，肠鸣，泄泻，便秘，痢疾，乳痈；②虚劳羸瘦，咳嗽气喘，心悸气短，头晕；③失眠，癫狂；④膝痛，下肢痿痹，脚气，水肿，月经不调 西医疾病：①急、慢性胃肠炎，胃痉挛，胃、十二指肠溃疡，胃下垂，肠炎，痢疾，急、慢性胰腺炎，阑尾炎，肠梗阻，肝炎，消化不良，小儿厌食；②高血压，冠心病，心绞痛，贫血，风湿热；③支气管炎，支气管哮喘；④肾炎，膀胱炎，遗尿，阳痿，遗精；⑤功能性子宫出血，盆腔炎；⑥头痛，失眠，神经衰弱，小儿麻痹，面神经麻痹，脑血管病，癫痫；⑦眼疾，口腔疾患，耳聋，耳鸣	直刺1.0~2.0寸

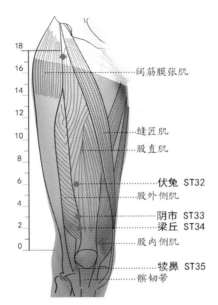

图 4-11

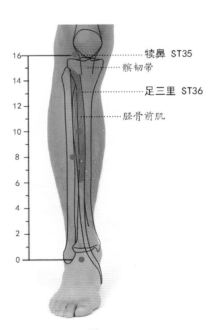

图 4-12

第四章　足阳明胃经经穴

穴位	定位	主治	操作
上巨虚 Shàngjùxū （ST 37）	在小腿前外侧，当犊鼻下6寸，距胫骨前缘一横指（中指）（图4-13）	中医病症：①肠中切痛，肠痈，泄泻，便秘；②下肢痿痹，脚气 西医疾病：①阑尾炎，胃肠炎，痢疾，疝气，便秘，消化不良；②脑血管病后遗症，下肢麻痹或痉挛，膝关节肿痛	直刺1.0~1.5寸
条口 Tiáokǒu （ST 38）	在小腿前外侧，当犊鼻下8寸，距胫骨前缘一横指（中指）（图4-13）	中医病症：①下肢痿痹，跗肿，转筋；②肩臂痛 西医疾病：①肩周炎，膝关节炎，下肢瘫痪；②胃痉挛，肠炎，扁桃体炎	直刺1.0~2.0寸，可透承山
下巨虚 Xiàjùxū （ST 39）	在小腿前外侧，当犊鼻下9寸，距胫骨前缘一横指（中指）（图4-13）	中医病症：①小腹痛，腰脊痛引睾丸；②泄泻，痢疾，乳痈；③下肢痿痹 西医疾病：①急、慢性肠炎，急、慢性肝炎，胰腺炎；②癫痫，精神病，肋间神经痛；③下肢瘫痪，下肢麻痹痉挛	直刺1.0~1.5寸
丰隆 Fēnglóng （ST 40）	在小腿前外侧，当外跟尖上8寸，条口外，距胫骨前缘二横指（中指）（图4-13）	中医病症：①咳嗽，痰多，哮喘；②头痛，眩晕，癫狂痫；③下肢痿痹，腿膝酸痛 西医疾病：①精神病，癔症，失眠，头痛；②高血压，脑出血，脑血管病后遗症；③急、慢性支气管炎，哮喘，胸膜炎；④肝炎，阑尾炎，便秘；⑤尿潴留，烟癖，肥胖病，肩周炎	直刺1.0~1.5寸
解溪 Jiěxī （ST 41）	在足背与小腿交界处的横纹中央凹陷处，当拇长伸肌腱与趾长伸肌腱之间（图4-14）	中医病症：①头痛，眩晕，癫狂；②腹胀，便秘；③下肢痿痹，足踝肿痛 西医疾病：①癫痫，精神病，头痛，腓神经麻痹；②踝关节周围组织扭伤，足下垂；③胃炎，肠炎；④高血压	直刺0.5~1.0寸
冲阳 Chōngyáng （ST 42）	在足背最高处，当拇长伸肌腱与趾长伸肌腱之间，足背动脉搏动处（图4-14）	中医病症：①目痛，腹胀；②口㖞，面肿，齿痛；③足背肿痛，足痿无力 西医疾病：①面神经麻痹，眩晕；②胃痉挛，胃炎；③风湿性关节炎，足扭伤；④牙痛	避开动脉，直刺0.3~0.5寸

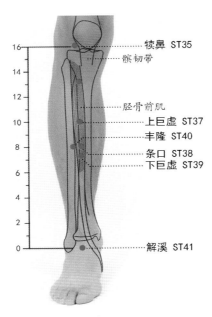

犊鼻 ST35
髌韧带
胫骨前肌
上巨虚 ST37
丰隆 ST40
条口 ST38
下巨虚 ST39
解溪 ST41

图 4-13

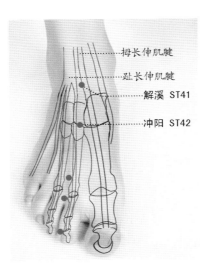

拇长伸肌腱
趾长伸肌腱
解溪 ST41
冲阳 ST42

图 4-14

第四章　足阳明胃经经穴

穴位	定位	主治	操作
陷谷 Xiàngǔ （ST 43）	在足背，当第2、3跖骨结合部前方凹陷处（图4-15）	中医病症：①目赤肿痛，面浮肢肿；②足背肿痛，足痿无力 西医疾病：①胃炎，肠炎；②下肢瘫痪，足扭伤；③肾炎，结膜炎，胸膜炎	直刺0.3~0.5寸
内庭 Nèitíng （ST 44）	在足背，当第2、3趾间，趾蹼缘后方赤白肉际处（图4-15）	中医病症：①齿痛，咽喉肿痛，口㖞，鼻衄，热病；②腹痛，腹胀，便秘，痢疾；③足背肿痛 西医疾病：①牙痛，牙龈炎，扁桃体炎；②胃痉挛，急、慢性肠炎；③三叉神经痛	直刺或向上斜刺0.5~1.0寸
厉兑 Lìduì （ST 45）	在足第2趾末节外侧，距趾甲角0.1寸（图4-15）	中医病症：①齿痛，口㖞，咽喉肿痛，鼻衄，癫狂，热病；②足背肿痛 西医疾病：①休克，癫痫，癔症，嗜睡，面神经麻痹；②鼻炎，牙痛，扁桃体炎；③胃炎，下肢麻痹	浅刺0.1~0.2寸，或用三棱针点刺出血

足阳明胃经经穴歌

四十五穴足阳明，承泣四白巨髎呈，

头维下关颊车穴，地仓大迎对人迎，

水突气舍连缺盆，气户库房屋翳屯，

膺窗乳中接乳根，不容承满与梁门，

关门太乙滑肉门，天枢外陵大巨存，

水道归来气冲穴，髀关伏兔走阴市，

梁丘犊鼻足三里，上巨虚连条口行，

下巨虚跳上丰隆，解溪冲阳陷谷中，

内庭穴在二趾缝，次趾甲角厉兑停。

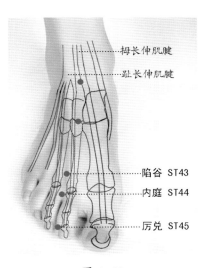

拇长伸肌腱

趾长伸肌腱

陷谷 ST43

内庭 ST44

厉兑 ST45

图 4-15

第五章　足太阴脾经经穴

穴位	定位	主治	操作
隐白 Yǐnbái （SP 1）	在足大趾末节内侧，距趾甲角0.1寸（图5-1）	中医病症：①月经过多，崩漏，尿血，便血；②腹胀；③癫狂，梦魇，多梦，惊风 西医疾病：①功能性子宫出血，子宫痉挛；②牙龈出血，鼻出血；③小儿惊风，癔症，昏厥；④消化道出血，腹膜炎，急性胃肠炎；⑤尿血	浅刺0.1~0.2寸，或用三棱针点刺挤压出血
大都 Dàdū （SP 2）	在足内侧缘，当足大趾本节（第1跖趾关节）前下方赤白肉际凹陷处（图5-1）	中医病症：①腹胀，胃痛，泄泻，便秘；②热病无汗 西医疾病：①胃炎，胃痉挛，腹胀腹痛，急、慢性肠炎；②脑血管病后遗症，小儿抽搐，足趾痛	直刺0.3~0.5寸
太白 Tàibái （SP 3）	在足内侧缘，当足大趾本节（第1跖趾关节）后下方赤白肉际凹陷处（图5-1）	中医病症：①胃痛，腹胀，腹痛，泄泻，痢疾，便秘，纳呆；②腰痛，脚气 西医疾病：①胃痉挛，胃炎，消化不良，腹胀，便秘，肠炎，痔；②下肢麻痹或疼痛	直刺0.5~1.0寸
公孙 Gōngsūn （SP 4）	在足内侧缘，当第1跖骨基底的前下方（图5-1）	中医病症：①胃痛，呕吐，腹胀，腹痛，泄泻，痢疾，足跟痛；②心痛，胸闷，月经不调 西医疾病：①胃痉挛，急、慢性胃肠炎，胃溃疡，消化不良，痢疾，肝炎，腹水，胃癌，肠痉挛；②子宫内膜炎；③心肌炎，胸膜炎，癫痫	直刺0.5~1.0寸
商丘 Shāngqiū （SP 5）	在足内踝前下方凹陷处，当舟骨结节与内踝尖连线的中点处（图5-1）	中医病症：①腹胀，泄泻，便秘，痔疾；②足踝肿痛，舌体强痛，水肿，脚气 西医疾病：①胃炎，肠炎，消化不良，便秘，痔，黄疸；②腓肠肌痉挛，踝关节及周围软组织疾病；③小儿惊厥，百日咳	直刺0.3~0.5寸

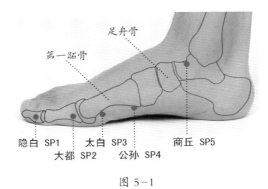

第一跖骨
足舟骨
隐白 SP1　　太白 SP3　　　商丘 SP5
大都 SP2　　公孙 SP4

图 5-1

穴位	定位	主治	操作
三阴交 Sānyīnjiāo （SP 6）	在小腿内侧，当足内踝尖上 3 寸，胫骨内侧缘后方（图 5-2）	中医病症：①月经不调，崩漏，带下，阴挺，经闭，难产，产后血晕，恶露不尽，不孕，遗精，阳痿，阴茎痛，疝气，小便不利，遗尿，水肿；②肠鸣腹胀，泄泻，便秘；③失眠，眩晕；④下肢痿痹，脚气 西医疾病：①急、慢性肠炎，细菌性痢疾，肝脾大，腹水，肝炎，胆囊炎；②肾炎，尿路感染，尿潴留，尿失禁，乳糜尿；③功能性子宫出血，痛经，更年期综合征，阴道炎，盆腔炎，胎位异常，子宫下垂，难产；④癫痫，精神分裂症，神经衰弱；⑤高血压，血栓闭塞性脉管炎；⑥荨麻疹，神经性皮炎，膝、踝关节及其周围软组织病变，糖尿病	直刺 1.0~1.5寸。孕妇不宜针
漏谷 Lòugǔ （SP 7）	在小腿内侧，当内踝尖与阴陵泉的连线上，距内踝尖 6 寸，胫骨内侧缘后方（图5-2）	中医病症：①腹胀，肠鸣，小便不利，遗精；②下肢痿痹 西医疾病：①急、慢性肠胃炎，肠鸣音亢进，消化不良；②肩胛部疼痛，下肢麻痹；③尿路感染，精神病	直刺 1.0~1.5寸
地机 Dìjī （SP 8）	在小腿内侧，当内踝尖与阴陵泉的连线上，阴陵泉下 3 寸（图5-2）	中医病症：①腹胀，腹痛，泄泻，水肿，小便不利；②月经不调，痛经，遗精；③腰痛，下肢痿痹 西医疾病：①月经不调，痛经，功能性子宫出血，阴道炎；②腰痛，遗精，精液缺乏；③胃痉挛，乳腺炎，下肢麻痹	直刺 1.0~1.5寸
阴陵泉 Yīnlíngquán （SP 9）	在小腿内侧，当胫骨内侧髁后下方凹陷处（图5-2）	中医病症：①腹胀，水肿，黄疸，泄泻，小便不利或失禁；②阴茎痛，遗精，妇人阴痛，带下，月经不调；③膝痛 西医疾病：①遗尿，尿潴留，尿失禁，尿路感染，肾炎，遗精，阳痿；②腹膜炎，消化不良，腹水，肠炎，痢疾；③阴道炎；④失眠，膝关节炎，下肢麻痹	直刺 1.0~2.0寸
血海 Xuèhǎi （SP 10）	屈膝，在大腿内侧，髌底内侧端上 2 寸，当股四头肌内侧头的隆起处（图 5-3）	中医病症：①月经不调，经闭，崩漏；②湿疹，瘾疹，丹毒 西医疾病：①功能性子宫出血，子宫内膜炎；②湿疹，荨麻疹，皮肤瘙痒症，神经性皮炎；③睾丸炎，贫血，下肢溃疡，膝关节炎	直刺 1.0~1.5寸

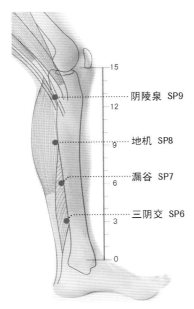

图 5-2

阴陵泉 SP9

地机 SP8

漏谷 SP7

三阴交 SP6

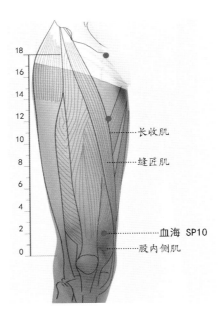

长收肌

缝匠肌

血海 SP10

股内侧肌

图 5-3

第五章　足太阴脾经经穴

穴位	定位	主治	操作
箕门 Jīmén （SP 11）	在大腿内侧，当血海与冲门连线上，血海上6寸（图5-4）	中医病症：①小便不通，遗尿，遗精，阳痿；②腹股沟肿痛 西医疾病：尿潴留，遗尿，遗精，阳痿，睾丸炎，腹股沟淋巴结炎，阴囊湿疹	避开动脉，直刺0.5~1.0寸
冲门 Chōngmén （SP 12）	在腹股沟外侧，距耻骨联合上缘中点3.5寸，当髂外动脉搏动处的外侧（图5-4）	中医病症：①腹痛；②崩漏，带下，疝气，乳少 西医疾病：①尿潴留，睾丸炎，精索神经痛；②子宫内膜炎，乳腺炎；③胃肠痉挛	直刺0.5~1.0寸
府舍 Fǔshè （SP 13）	在下腹部，当脐中下4.3寸，距前正中线4寸（图5-5）	中医病症：腹痛，积聚，疝气 西医疾病：①肠炎，阑尾炎，脾大，便秘；②腹股沟淋巴结炎，附件炎，睾丸炎	直刺1.0~1.5寸
腹结 Fùjié （SP 14）	在下腹部，大横下1.3寸，距前正中线4寸（图5-5）	中医病症：①腹痛，便秘，泄泻；②疝气，阳痿，脚气 西医疾病：①蛔虫症，肠炎，腹膜炎，痢疾；②支气管炎，阳痿	直刺1.0~1.5寸
大横 Dàhéng （SP 15）	仰卧，在腹中部，脐中旁开4寸（图5-5）	中医病症：泄泻，便秘，腹痛，久痢 西医疾病：①肠炎，习惯性便秘，肠麻痹，肠寄生虫病；②四肢痉挛，流行性感冒	直刺1.0~1.5寸
腹哀 Fùāi （SP 16）	在上腹部，当脐中上3寸，距前正中线4寸（图5-6）	中医病症：腹痛，便秘，泄泻 西医疾病：绕脐痛，消化不良，痢疾，胃溃疡，胃痉挛，胃酸过多或减少，便秘，肠出血	直刺1.0~1.5寸
食窦 Shídòu （SP 17）	在胸外侧部，当第5肋间隙，距前正中线6寸（图5-6）	中医病症：①腹胀，反胃，食入即吐，水肿；②胸胁胀痛 西医疾病：①气管炎，肺炎，胸膜炎，肋间神经痛；②肝炎，腹水，尿潴留	斜刺或向外平刺0.5~0.8寸
天溪 Tiānxī （SP 18）	在胸外侧部，当第4肋间隙，距前正中线6寸（图5-6）	中医病症：①胸胁疼痛，哮喘，咳嗽；②乳痈，乳汁少 西医疾病：①肺炎，支气管炎，哮喘，胸膜炎；②乳汁分泌不足，肋间神经痛	斜刺或平刺0.5~0.8寸

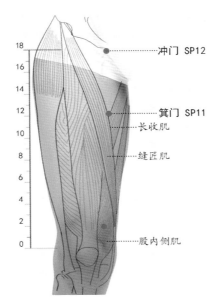

图 5-4

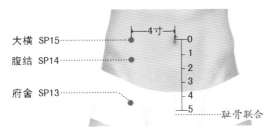

图 5-5

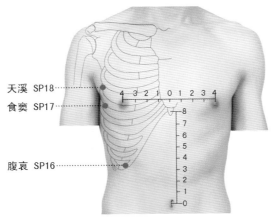

图 5-6

第五章　足太阴脾经经穴

穴位	定位	主治	操作
胸乡 Xiōngxiāng （SP 19）	在胸外侧部，当第3肋间隙，距前正中线6寸（图5-7）	中医病症：胸胁胀痛 西医疾病：①肺炎，支气管哮喘，胸膜炎；②肋间神经痛，膈肌痉挛等	斜刺或平刺0.5~0.8寸
周荣 Zhōuróng （SP 20）	在胸外侧部，当第2肋间隙，距前正中线6寸（图5-7）	中医病症：①咳喘，不思饮食；②胸胁胀满疼痛 西医疾病：①支气管炎，肺炎，胸膜炎，肺脓疡，支气管扩张；②食管狭窄，膈肌痉挛，肋间神经痛	斜刺或平刺0.5~0.8寸
大包 Dàbāo （SP 21）	在侧胸部，腋中线上，当第6肋间隙处（图5-7）	中医病症：①哮喘，咳喘，胸胁胀痛；②全身疼痛，四肢无力 西医疾病：①胸膜炎；②心内膜炎，肋间神经痛，全身疼痛，无力	斜刺或平刺0.5~0.8寸

足太阴脾经经穴歌

二十一穴脾中州，隐白在足大趾头，

大都太白公孙盛，商丘三阴交可求，

漏谷地机阴陵泉，血海箕门冲门投，

府舍腹结大横排，腹哀食窦天溪候，

胸乡周荣大包上，从足走腹向胸走。

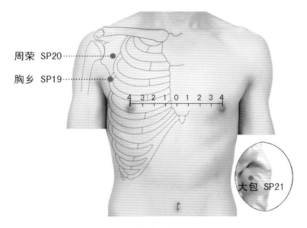

周荣 SP20

胸乡 SP19

大包 SP21

图 5-7

第六章　手少阴心经经穴

穴位	定位	主治	操作
极泉 Jíquán （HT 1）	上臂外展，在腋窝顶点，腋动脉搏动处（图6-1）	中医病症：①心痛，心悸；②胸闷气短，胁肋疼痛；③肩臂疼痛，上肢不遂，瘰疬 西医疾病：①冠心病，心绞痛，心包炎，脑血管病后遗症；②肋间神经痛，癔症；③腋臭，肩周炎，颈淋巴结核，乳汁分泌不足	上臂外展，避开腋动脉，直刺0.5~0.8寸
青灵 Qīnglíng （HT 2）	在臂内侧，当极泉与少海的连线上，肘横纹上3寸，肱二头肌的内侧沟中（图6-1）	中医病症：①头痛，胁痛，肩臂疼痛；②目视不明 西医疾病：①神经性头痛，肋间神经痛；②肩胛及前臂肌肉痉挛，心绞痛	直刺0.5~1寸
少海 Shàohǎi （HT 3）	屈肘举臂，在肘横纹内侧端与肱骨内上髁连线的中点处（图6-2）	中医病症：①心痛；②腋胁痛，肘臂挛痛麻木，手颤，落枕，下肢痿痹；③瘰疬，疔疮 西医疾病：①神经衰弱，精神分裂症，头痛，眩晕，三叉神经痛，肋间神经痛，尺神经炎；②肺结核，胸膜炎；③前臂麻木及肘关节周围软组织疾患；④心绞痛，淋巴结炎	向桡侧直刺0.5~1寸
灵道 Língdào （HT 4）	在前臂掌侧，当尺侧腕屈肌腱的桡侧缘，腕横纹上1.5寸（图6-2）	中医病症：①心痛，心悸；②暴喑；③肘臂挛痛，手指麻木 西医疾病：①心内膜炎，心绞痛；②癔症，失眠，精神分裂症，失语，肘关节神经麻痹或疼痛；③急性舌骨肌麻痹或萎缩	直刺0.3~0.5寸
通里 Tōnglǐ （HT 5）	在前臂掌侧，当尺侧腕屈肌腱的桡侧缘，腕横纹上1寸（图6-2）	中医病症：①暴喑，舌强不语；②头痛，眩晕，心悸，怔忡；③腕臂痛 西医疾病：①头痛，眩晕，神经衰弱，癔症性失语，精神分裂症；②心绞痛，心动过缓；③扁桃体炎，咳嗽，支气管哮喘；④急性舌骨肌麻痹，胃出血，子宫内膜炎	直刺0.3~0.5寸
阴郄 Yīnxì （HT 6）	在前臂掌侧，当尺侧腕屈肌腱的桡侧缘，腕横纹上0.5寸（图6-3）	中医病症：①心痛，惊悸；②吐血，衄血，骨蒸盗汗；③暴喑 西医疾病：①神经衰弱，癫痫；②鼻出血，急性舌骨肌麻痹；③胃出血，心绞痛，肺结核，子宫内膜炎	避开尺动、静脉，直刺0.3~0.5寸

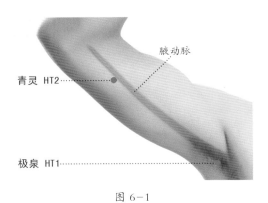

青灵 HT2

腋动脉

极泉 HT1

图 6-1

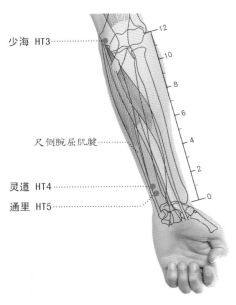

少海 HT3

尺侧腕屈肌腱

灵道 HT4

通里 HT5

12

10

8

6

4

2

0

图 6-2

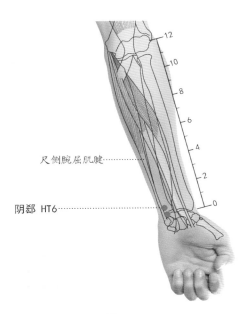

尺侧腕屈肌腱

阴郄 HT6

12

10

8

6

4

2

0

图 6-3

第六章　手少阴心经经穴

穴位	定位	主治	操作
神门 Shénmén （HT 7）	在腕部，腕掌侧横纹尺侧端，尺侧腕屈肌腱的桡侧凹陷处（图6-4）	中医病症：①不寐，健忘，呆痴，癫狂病；②心痛，心烦，惊悸 西医疾病：①心悸，心脏肥大，心绞痛；②神经衰弱，癔症，癫痫，精神病，痴呆；③舌骨肌麻痹，鼻内膜炎；④产后失血，淋巴腺炎，扁桃体炎	避开尺动、静脉，直刺0.3~0.5寸
少府 Shàofǔ （HT 8）	在手掌面，第4、5掌骨之间，握拳时，当小指尖处（图6-5）	中医病症：①心悸，胸痛；②小便不利，遗尿，阴痒痛；③小指挛痛，掌中热；④阴道及阴部瘙痒症，月经过多 西医疾病：①风湿性心脏病，冠心病，心绞痛，心律不齐；②癔症，肋间神经痛，臂神经痛；③遗尿，尿潴留	直刺0.3~0.5寸
少冲 Shàochōng （HT 9）	在手小指末节桡侧，距指甲角0.1寸（图6-5）	中医病症：①心悸，心痛；②癫狂，热病，昏迷；③胸胁痛 西医疾病：①休克，小儿惊厥，癫痫，癔症，肋间神经痛，晕厥；②脑出血，心肌炎，心绞痛；③胸膜炎，高热，喉炎	直刺0.1~0.2寸；或点刺出血

手少阴心经经穴歌

九穴心经手少阴，极泉青灵少海深，

灵道通里阴郄穴，神门少府少冲寻。

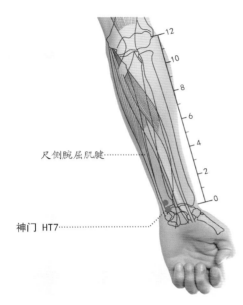

尺侧腕屈肌腱............

神门 HT7............

图 6-4

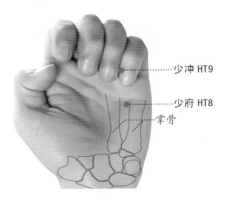

少冲 HT9

少府 HT8

掌骨

图 6-5

第七章　手太阳小肠经经穴

穴位	定位	主治	操作
少泽 Shàozé （SI 1）	在手小指末节尺侧，距指甲角0.1寸（图7-1）	中医病症：①头痛，目翳，咽喉肿痛，耳聋，耳鸣；②乳痈，乳汁少；③昏迷，热病 西医疾病：①头痛，脑血管意外，昏迷，精神分裂症；②咽炎，耳聋，耳鸣，鼻出血，结膜炎，白内障；③乳腺炎，乳汁分泌不足，疟疾，黄疸，前臂神经痛等	直刺0.1~0.2寸，或点刺出血
前谷 Qiángǔ （SI 2）	在手尺侧，微握拳，当小指本节（第5掌指关节）前的掌指横纹头赤白肉际处（图7-1）	中医病症：①头痛，目痛，耳鸣，咽喉肿痛，热病；②乳少 西医疾病：①腮腺炎，耳鸣，耳聋，鼻出血，咽炎；②头项、肘臂、腕关节、掌指关节疼痛，手指麻木等；③精神病，癫痫，扁桃体炎，产后无乳，乳腺炎	直刺0.2~0.3寸
后溪 Hòuxī （SI 3）	在手掌尺侧，微握拳，当小指本节（第5手指关节）后的远侧掌横纹头赤白肉际处（图7-1）	中医病症：①中风，头项强痛，腰背痛；②目赤，耳聋，咽喉肿痛，癫狂痫，小儿惊厥；③盗汗，疟疾；④手指及肘臂挛急 西医疾病：①头痛，失眠，癔症，癫痫，精神分裂症；②面肌痉挛；③上肢瘫痪，指痛，腰扭伤；④扁桃体炎，荨麻疹，疟疾，黄疸等	直刺0.5~0.8寸，或向合谷方向透刺
腕骨 Wàngǔ （SI 4）	在手掌尺侧，当第5掌骨基底与钩骨之间的凹陷处，赤白肉际（图7-1）	中医病症：①头项强痛，耳鸣，目翳；②黄疸，消渴，中风，热病，疟疾；③指挛腕痛 西医疾病：①头痛，癫痫；②角膜白斑，耳鸣，鼻出血，口腔炎；③胆囊炎，黄疸，疟疾等；④腰扭伤，腕、肘及指关节炎等；⑤糖尿病	直刺0.3~0.5寸
阳谷 Yánggǔ （SI 5）	在手腕尺侧，当尺骨茎突与三角骨之间的凹陷处（图7-1）	中医病症：①头痛，目眩，耳鸣；②热病，小儿惊风，癫狂痫；③痔，腕臂痛 西医疾病：①精神病，癫痫，肋间神经痛，尺神经痛；②神经性耳聋，耳鸣，口腔炎，牙龈炎；③腮腺炎，手腕痛等	直刺0.3~0.5寸
养老 Yǎnglǎo （SI 6）	在前臂背面尺侧，当尺骨小头近端桡侧凹陷中（图7-2）	中医病症：①目视不明，头痛，面痛；②肩、背、肘、臂酸痛，急性腰痛，落枕，肩背肘臂痛，项强 西医疾病：①急性腰扭伤，脑血管病后遗症；②远视眼，耳聋，近视	以掌心向胸姿势，直刺0.5~0.8寸

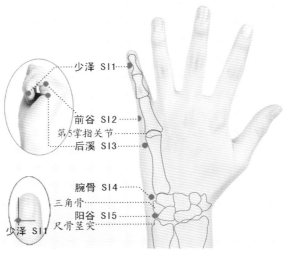

少泽 SI1
前谷 SI2
第5掌指关节
后溪 SI3
腕骨 SI4
三角骨
阳谷 SI5
少泽 SI1
尺骨茎突

图 7-1

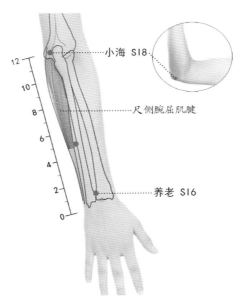

小海 SI8
尺侧腕屈肌腱
养老 SI6

12
10
8
6
4
2
0

图 7-2

第七章　手太阳小肠经经穴

穴位	定位	主治	操作
支正 Zhīzhèng （SI 7）	在前臂背面尺侧，当阳谷与小海的连线上，腕背横纹上5寸(图7-3)	中医病症：①感冒，头痛，目眩；②热病，癫狂；③项强，肘臂酸痛 西医疾病：①头痛，神经衰弱，精神病；②糖尿病，项部、肘臂、手指疼痛，疔疮	直刺0.5~0.8寸
小海 Xiǎohǎi （SI 8）	微屈肘。在肘内侧，当尺骨鹰嘴与肱骨内上髁之间凹陷处（图7-3）	中医病症：①肘臂疼痛；②耳聋，耳鸣，癫痫 西医疾病：①头痛，癫痫，精神分裂症，小儿舞蹈症；②耳聋，耳鸣，牙龈炎；③颈淋巴结结核，尺神经疼痛，网球肘等	直刺0.3~0.5寸
肩贞 Jiānzhēn （SI 9）	在肩关节后下方，臂内收时，腋后纹头上1寸（指寸）（图7-4）	中医病症：①肩背疼痛，手臂麻痛，瘰疬；②耳鸣 西医疾病：①耳聋，耳鸣，牙痛；②肩关节周围炎，脑血管病后遗症，手臂痛、麻等；③颈淋巴结结核，头痛等	向外斜刺1~1.5寸，或向前腋缝方向透刺
臑俞 Nàoshù （SI 10）	在肩部，当腋后纹头直上，肩胛冈下缘凹陷中（图7-4）	中医病症：肩臂疼痛，足跟痛，瘰疬 西医疾病：①肩周炎；②颈淋巴结结核	向前直刺1~1.2寸
天宗 Tiānzōng （SI 11）	在肩胛部，当冈下窝中央凹陷处，与第4胸椎相平（图7-4）	中医病症：①肩胛疼痛；②乳痈；③气喘 西医疾病：①肩关节周围炎，肩背软组织损伤，肘臂外后侧痛；②乳腺炎，哮喘	直刺或向四周斜刺0.5~1寸
秉风 Bǐngfēng （SI 12）	在肩胛部，冈上窝中央，天宗直上，举臂有凹陷处（图7-4）	中医病症：肩胛疼痛，手臂酸麻 西医疾病：①肩关节周围炎，冈上肌腱炎，肩胛神经痛；②支气管炎等	直刺0.5~0.8寸
曲垣 Qūyuán （SI 13）	在肩胛部，冈上窝内侧端，当臑俞与第2胸椎棘突连线的中点处（图7-4）	中医病症：肩胛、背项疼痛 西医疾病：肩关节周围软组织疾病，冈上肌腱炎等	直刺或向外下方斜刺0.5~0.8寸

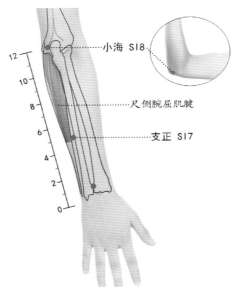

图 7-3

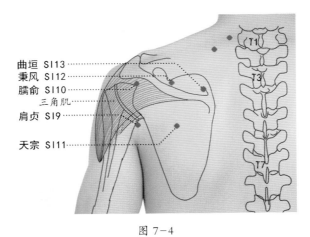

图 7-4

第七章　手太阳小肠经经穴

穴位	定位	主治	操作
肩外俞 Jiānwàishù （SI 14）	在背部，当第1胸椎棘突下，旁开3寸（图7-5）	中医病症：肩背疼痛，颈项强急 西医疾病：①颈椎病，肩背痛，肩胛区神经痛；②肺炎，胸膜炎，低血压等	向外斜刺0.5~0.8寸
肩中俞 Jiānzhōngshù （SI 15）	在背部，当第7颈椎棘突下，旁开2寸（图7-5）	中医病症：①咳嗽，气喘，唾血；②肩背疼痛；③目视不明 西医疾病：①支气管炎，哮喘，支气管扩张；②吐血等	直刺或向外斜刺0.5~0.8寸
天窗 Tiānchuāng （SI 16）	在颈外侧部，胸锁乳突肌的后缘，扶突后，与喉结相平（图7-6）	中医病症：①耳鸣，耳聋，咽喉肿痛，暴喑；②颈项强痛 西医疾病：①头痛，精神病，肋间神经痛，面神经麻痹；②失语，耳聋，耳鸣，咽喉炎；③甲状腺肿大，肩关节周围炎等	直刺或向下斜刺0.5~1寸
天容 Tiānróng （SI 17）	在颈外侧部，当下颌角的后方，胸锁乳突肌的前缘凹陷中（图7-6）	中医病症：①耳鸣，耳聋，咽喉肿痛；②颈项肿痛 西医疾病：①耳聋，耳鸣，咽喉炎，牙龈炎；②扁桃体炎，支气管哮喘，胸膜炎；③甲状腺肿大，癔症，颈项部扭伤等	直刺0.5~1寸，不宜深刺
颧髎 Quánliáo （SI 18）	在面部，当目外眦直下，颧骨下缘凹陷处（图7-6）	中医病症：口㖞，眼睑瞤动，齿痛，面痛，颊肿 西医疾病：①面神经麻痹，面肌痉挛，三叉神经痛；②鼻炎，鼻窦炎，牙痛等	直刺0.3~0.5寸或斜刺0.5~1寸。慎灸
听宫 Tīnggōng （SI 19）	在面部，耳屏前，下颌骨髁状突的后方，张口时呈凹陷处（图7-6）	中医病症：①耳鸣，耳聋，聤耳，齿痛；②癫狂痫 西医疾病：①聋哑，耳鸣，耳聋，中耳炎，外耳道炎，失音，牙痛；②三叉神经痛，精神病，癫痫；③颞颌关节炎等	张口，直刺0.5~1寸。慎灸

手太阳小肠经经穴歌

手太阳穴一十九，少泽前谷后溪薮，

腕骨阳谷养老绳，支正小海外辅肘，

肩贞臑俞连天宗，髎外秉风曲垣首，

肩外俞连肩中俞，天窗乃与天容偶，

锐骨之端上颧髎，听宫耳前珠上走。

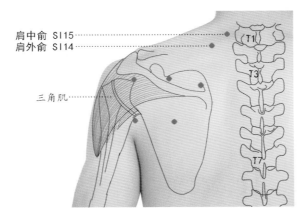

图 7-5

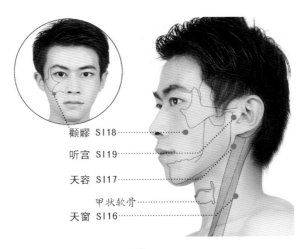

图 7-6

第八章　足太阳膀胱经经穴

穴位	定位	主治	操作
睛明 Jīngmíng （BL 1）	在面部，目内眦内上方眶内凹陷处（图 8-1）	中医病症：①目视不明，目赤肿痛，夜盲，目翳；②急性腰痛 西医疾病：①近视，视神经炎，视神经萎缩，青光眼，色盲，视网膜炎，视网膜色素变性，结膜炎，角膜白斑；②急性腰扭伤，坐骨神经痛	嘱患者闭目，医者押手轻轻固定眼球，刺手持针，于眶缘和眼球之间缓缓直刺 0.5~1 寸，不宜提插捻转，以防刺破血管引起血肿。不宜灸
攒竹 Cuánzhú （BL 2）	在面部，当眉头凹陷中，眶上切迹处（图 8-1）	中医病症：①头痛，眉棱骨痛；②目视不明，目赤肿痛，眼睑瞤动，眼睑下垂，迎风流泪；③面瘫，面痛；④腰痛 西医疾病：①头痛，眶上神经痛，面神经麻痹，面肌痉挛；②近视眼，泪囊炎，视力减退，急性结膜炎；③腰背肌扭伤，膈肌痉挛	平刺 0.5~0.8 寸
眉冲 Méichōng （BL 3）	在头部，当攒竹直上入发际 0.5 寸，神庭与曲差连线之间（图 8-2）	中医病症：①头痛，眩晕，鼻塞；②癫痫 西医疾病：①鼻炎，鼻窦炎，结膜炎，三叉神经痛，眼肌痉挛；②癫病	向后平刺 0.3~0.5 寸。慎灸
曲差 Qūchā （BL 4）	在头部，当前发际正中直上 0.5 寸，旁开 1.5 寸，即神庭与头维连线的内 1/3 与中 1/3 交点上（图 8-2）	中医病症：①感冒，头痛；②目视不明，鼻塞，鼻衄 西医疾病：①面神经麻痹，三叉神经痛，头痛；②视力减退，鼻出血，鼻炎，鼻息肉；③胸、肺部疾病等	平刺 0.5~0.8 寸
五处 Wǔchù （BL 5）	在头部，当前发际正中直上 1 寸，旁开 1.5 寸（图 8-2）	中医病症：①头痛，目眩，目视不明；②癫病 西医疾病：①头痛，癫痫，三叉神经痛，神经症；②结膜炎，青光眼，鼻炎，鼻出血。	平刺 0.3~0.5 寸

足太阳膀胱经经穴

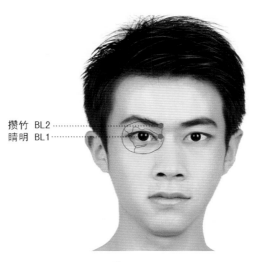

攒竹 BL2
晴明 BL1

图 8-1

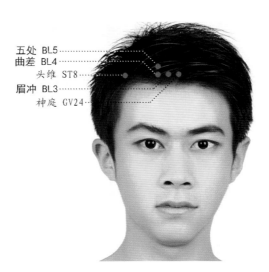

五处 BL5
曲差 BL4
头维 ST8
眉冲 BL3
神庭 GV24

图 8-2

第八章　足太阳膀胱经经穴

穴位	定位	主治	操作
承光 chéngguāng （BL 6）	在头部，当前发际正中直上2.5寸，旁开1.5寸（图8-3）	中医病症：①头痛，眩晕，癫病；②目视不明，鼻塞 西医疾病：①视力减退，角膜白斑，鼻炎；②头痛，眩晕，面神经麻痹，内耳性眩晕	平刺0.3~0.5寸
通天 Tōngtiān （BL 7）	在头部，当前发际正中直上4寸，旁开1.5寸（图8-3）	中医病症：①鼻塞，鼻渊，鼻衄；②头痛，眩晕 西医疾病：①鼻炎，鼻窦炎，嗅觉障碍等；②脑血管病后遗症，三叉神经痛，面肌痉挛，面神经麻痹等；③支气管炎，支气管哮喘等	平刺0.3~0.5寸
络却 Luòquè （BL 8）	在头部，当前发际正中直上5.5寸，旁开1.5寸（图8-3）	中医病症：①头晕，癫狂痫；②耳鸣，鼻塞，目视不明 西医疾病：①精神分裂症，忧郁症，头痛，眩晕，面神经麻痹；②青光眼，近视眼，鼻炎；③甲状腺肿，枕肌和斜方肌痉挛	平刺0.3~0.5寸
玉枕 Yùzhěn （BL 9）	在后头部，当后发际正中直上2.5寸，旁开1.3寸，平枕外隆凸上缘的凹陷处（图8-4）	中医病症：①头晕，头项痛，癫狂痫；②耳鸣，鼻塞，目视不明 西医疾病：①视神经炎，青光眼，近视眼，鼻炎，嗅觉减退，口疮等；②枕神经痛	平刺0.3~0.5寸
天柱 Tiānzhù （BL 10）	在项部，大筋（斜方肌）外缘之后发际凹陷中，约当后发际正中旁开1.3寸，横平第2颈椎棘突上迹（图8-4）	中医病症：①头痛，眩晕；②项强，肩背痛；③目赤肿痛，目视不明，鼻塞 西医疾病：①后头痛，癔症，神经衰弱，失眠；②咽喉炎，慢性鼻炎，鼻出血；③颈椎病，腰扭伤等	直刺或斜刺0.5~0.8寸，不可向内上方深刺
大杼 Dàzhù （BL 11）	在背部，当第1胸椎棘突下，后正中线旁开1.5寸（图8-5）	中医病症：①咳嗽，发热；②头痛，肩背痛 西医疾病：①上呼吸道感染，咽炎，支气管炎，支气管哮喘，肺炎，头痛；②颈椎病，腰背肌痉挛，骨结核，膝关节骨质增生等	斜刺0.5~0.8寸

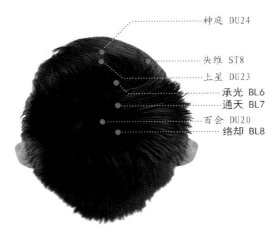

神庭 DU24

头维 ST8

上星 DU23

承光 BL6

通天 BL7

百会 DU20

络却 BL8

图 8-3

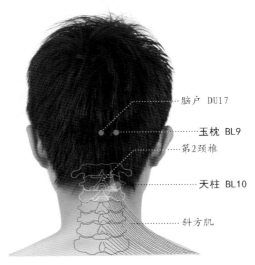

脑户 DU17

玉枕 BL9

第2颈椎

天柱 BL10

斜方肌

图 8-4

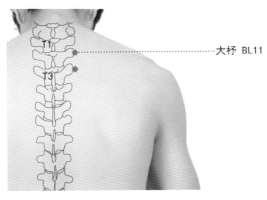

大杼 BL11

图 8-5

第八章　足太阳膀胱经经穴

穴位	定位	主治	操作
风门 Fēngmén （BL 12）	在背部，当第2胸椎棘突下，后正中线旁开1.5寸（图8-6）	中医病症：①伤风，咳嗽；②发热，头痛，项强，胸背痛 西医疾病：①上呼吸道感染，支气管炎，肺炎，哮喘，胸膜炎，百日咳等；②荨麻疹，背部痈疽，颈淋巴结核，遗尿等	斜刺0.5~0.8寸
肺俞 Fèishù （BL 13）	在背部，当第3胸椎棘突下，后正中线旁开1.5寸（图8-7）	中医病症：①咳嗽，气喘，咯血，鼻塞；②骨蒸潮热，盗汗；③皮肤瘙痒，瘾疹 西医疾病：①上呼吸道感染，支气管炎，支气管哮喘，肺炎，肺气肿，肺结核，百日咳等；②心内膜炎，肾炎，风湿性关节炎，腰脊痛等	斜刺0.5~0.8寸
厥阴俞 Juéyīnshù （BL 14）	在背部，当第4胸椎棘突下，后正中线旁开1.5寸（图8-7）	中医病症：①心痛，心悸；②咳嗽，胸闷；③呕吐 西医疾病：①心绞痛，心肌炎，风湿性心脏病，心外膜炎；②神经衰弱，肋间神经痛，齿神经痛等	斜刺0.5~0.8寸
心俞 Xīnshù （BL 15）	在背部，当第5胸椎棘突下，后正中线旁开1.5寸（图8-7）	中医病症：①心痛，心悸，心烦，失眠，健忘，梦遗，癫狂痫；②咳嗽，吐血，盗汗 西医疾病：①冠心病，心绞痛，风湿性心脏病，心房纤颤，心动过速；②神经衰弱，精神分裂症，癫痫，癔症，肋间神经痛；③胃出血，食管狭窄，背部软组织损伤等	斜刺0.5~0.8寸
督俞 Dūshù （BL 16）	在背部，当第6胸椎棘突下，后正中线旁开1.5寸（图8-7）	中医病症：①心痛，胸闷，气喘；②胃痛，腹痛，腹胀 西医疾病：①心绞痛，心动过速，心内、外膜炎；②胃炎，膈肌痉挛，乳腺炎，皮肤瘙痒症，银屑病等	斜刺0.5~0.8寸
膈俞 Géshù （BL 17）	在背部，当第7胸椎棘突下，后正中线旁开1.5寸（图8-7）	中医病症：①胃脘痛,呕吐,呃逆,饮食不下,便血；②咳嗽，气喘，吐血，潮热，盗汗；③瘾疹 西医疾病：①心内、外膜炎，心脏肥大，心动过速，贫血，慢性出血性疾患；②胃炎，胃溃疡，食管癌，胃癌，食管狭窄，肝炎，肠炎，肠出血，神经性呕吐，膈肌痉挛；③淋巴结核，小儿营养不良，荨麻疹	斜刺0.5~0.8寸

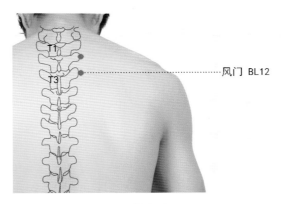

图 8-6

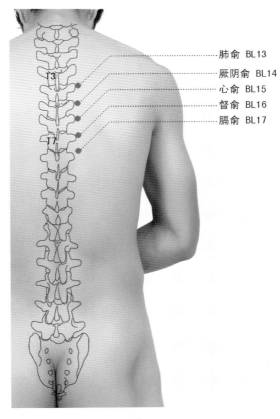

肺俞 BL13
厥阴俞 BL14
心俞 BL15
督俞 BL16
膈俞 BL17

图 8-7

第八章　足太阳膀胱经经穴

穴位	定位	主治	操作
肝俞 Gānshù （BL 18）	在背部，第9胸椎棘突下，后正中线旁开1.5寸（图8-8）	中医病症：①黄疸，胁痛，脊背痛；②目赤，目视不明，夜盲；③吐血，衄血，月经不调；④眩晕，癫狂痫 西医疾病：①急、慢性肝炎，胆石症，胆囊炎，慢性胃炎，胃扩张，胃痉挛，胃出血，肠出血；②眼睑下垂，结膜炎，青光眼，夜盲症，视网膜炎；③偏头痛，精神病，神经衰弱，肋间神经痛；④淋巴结结核，支气管炎	斜刺0.5~0.8寸
胆俞 Dǎnshù （BL 19）	在背部，第10胸椎棘突下，后正中线旁开1.5寸（图8-8）	中医病症：①黄疸，口苦，呕吐，食不化，胁痛；②肺痨，潮热 西医疾病：①胆囊炎，胆石症，胆道蛔虫病，胃炎，溃疡病，食管狭窄，神经性呕吐；②淋巴结核，肋间神经痛，胸膜炎，高血压，神经衰弱等	斜刺0.5~0.8寸
脾俞 Píshù （BL 20）	在背部，当第11胸椎棘突下，后正中线旁开1.5寸（图8-8）	中医病症：①腹胀，呕吐，泄泻，痢疾，便血，纳呆，饮食不化，月经不调；②水肿，黄疸；③背痛 西医疾病：①胃溃疡，胃炎，胃下垂，胃痉挛，胃扩张，胃出血，神经性呕吐，肠炎，痢疾，肝炎；②进行性肌营养不良，贫血，慢性出血性疾病，糖尿病，肾炎，小儿夜盲，荨麻疹等	直刺0.5~1寸
胃俞 Wèishù （BL 21）	在背部，当第12胸椎棘突下，后正中线旁开1.5寸（图8-8）	中医病症：①胃脘痛，呕吐，腹胀，肠鸣；②胸胁痛 西医疾病：①胃炎，胃溃疡，胃癌，胃扩张，胃下垂，胃痉挛，肝炎，胰腺炎，肠炎，痢疾；②糖尿病，神经衰弱	直刺0.5~1寸
三焦俞 Sānjiāoshù （BL 22）	在腰部，当第1腰椎棘突下，后正中线旁开1.5寸（图8-9）	中医病症：①水肿，小便不利；②腹胀，肠鸣，泄泻，痢疾；③腰背强痛 西医疾病：①胃炎，胃痉挛，肠炎等；②肾炎，尿潴留，腹水，遗精，神经衰弱，腰肌劳损等	直刺0.5~1寸

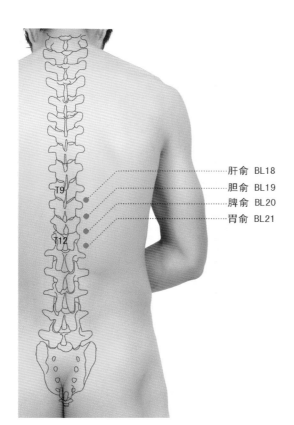

肝俞 BL18
胆俞 BL19
脾俞 BL20
胃俞 BL21

图 8-8

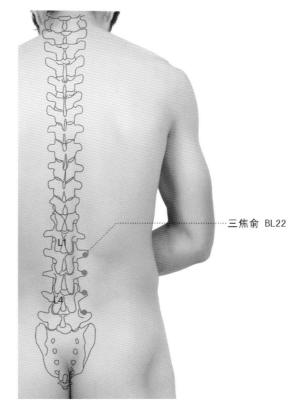

三焦俞 BL22

图 8-9

第八章 足太阳膀胱经经穴

穴位	定位	主治	操作
肾俞 Shènshù （BL23）	在腰部，当第2腰椎棘突下，后正中线旁开1.5寸（图8-10）	中医病症：①遗精，阳痿，月经不调，带下，遗尿，小便不利，水肿；②耳鸣，耳聋；③气喘；④腰痛 西医疾病：①肾炎，肾绞痛，肾下垂，遗尿，尿路感染，膀胱肌麻痹及痉挛；②阳痿，早泄，遗精，精液缺乏；③胃出血，肠出血，痔；④支气管哮喘，耳聋，贫血，肋间神经痛，脑血管病后遗症，腰部软组织损伤等	直刺0.5~1寸
气海俞 Qìhǎishù （BL 24）	在腰部，当第3腰椎棘突下，后正中线旁开1.5寸（图8-10）	中医病症：①遗精，阳痿，腰痛，痛经；②腹胀，肠鸣 西医疾病：①遗精，阳痿，功能性子宫出血，痛经，痔；②腰肌劳损，神经根炎，坐骨神经痛，脑血管病后遗症，截瘫	直刺0.5~1寸
大肠俞 Dàchángshù （BL 25）	在腰部，当第4腰椎棘突下，后中线旁开1.5寸（图8-10）	中医病症：①腰痛；②腹胀，泄泻，便秘，痢疾 西医疾病：①骶髂关节炎，骶棘肌痉挛，坐骨神经痛；②肠炎，痢疾，小儿消化不良，肠出血，阑尾炎；③肾炎，淋病，遗尿	直刺0.5~1.2寸
关元俞 Guānyuánshù （BL 26）	在腰部，当第5腰椎棘突下，旁开1.5寸（图8-11）	中医病症：①腹胀，泄泻，小便频数或不利，遗尿，阳痿；②腰痛 西医疾病：①膀胱炎，遗尿，尿潴留，痛经，慢性盆腔炎；②慢性肠炎，痢疾，贫血，腰部软组织损伤	直刺0.5~1.2寸
小肠俞 Xiǎochángshù （BL 27）	在骶部，当骶正中嵴旁1.5寸，横平第1骶后孔（图8-11）	中医病症：①遗精，遗尿，尿血，带下，疝气；②腹痛，泄泻，痢疾；③腰痛 西医疾病：①遗尿，尿闭，遗精；②盆腔炎，子宫内膜炎；③痢疾，便秘，肠炎；④骶髂关节炎，痔	直刺0.8~1.2寸
膀胱俞 Pángguāngshù （BL 28）	在骶部，当骶正中嵴旁1.5寸，横平第2骶后孔（图8-11）	中医病症：①小便不利，尿频，遗尿，遗精；②泄泻，便秘；③腰脊强痛 西医疾病：①腰骶神经痛，坐骨神经痛；②肠炎，便秘，痢疾；③膀胱炎，遗尿，子宫内膜炎	直刺0.8~1.2寸

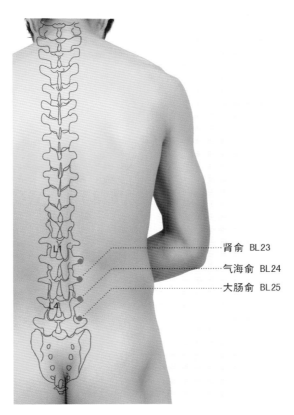

肾俞 BL23
气海俞 BL24
大肠俞 BL25

L1

L4

图 8-10

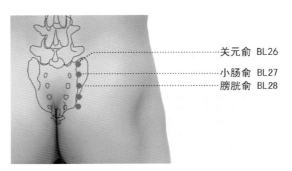

关元俞 BL26
小肠俞 BL27
膀胱俞 BL28

图 8-11

第八章　足太阳膀胱经经穴

穴位	定位	主治	操作
中膂俞 Zhōnglǚshù （BL 29）	在骶部，当骶正中嵴旁1.5寸，横平第3骶后孔（图8-12）	中医病症：①痢疾，脚气，疝气；②腰脊强痛 西医疾病：①腰骶痛，坐骨神经痛；②腹膜炎，肠炎，肠疝痛等	直刺0.8~1.2寸
白环俞 Báihuánshù （BL 30）	在骶部，当骶正中嵴旁1.5寸，横平第4骶后孔（图8-12）	中医病症：①遗精，带下，月经不调，遗尿，疝气；②腰骶疼痛 西医疾病：①坐骨神经痛，小儿麻痹后遗症；②子宫内膜炎，肛门肌肉痉挛，下肢瘫痪，便秘，尿潴留等	直刺0.8~1.2寸
上髎 Shàngliáo （BL 31）	在骶部，当髂后上棘与后正中线之间，适对第1骶后孔处（图8-13）	中医病症：①月经不调，带下，遗精，阳痿，阴挺，大、小便不利；②腰脊痛 西医疾病：①子宫脱垂，子宫内膜炎，盆腔炎，外阴湿疹，卵巢炎；②尿潴留，睾丸炎；③腰骶关节炎，膝关节炎；④小儿麻痹后遗症，坐骨神经痛，便秘，鼻出血等	直刺1~1.5寸
次髎 Cìliáo （BL 32）	在骶部，当髂后上棘内下方，适对第2骶后孔处（图8-13）	中医病症：①月经不调，痛经，带下，小便不利，遗尿，遗精，阳痿；②腰痛，下肢痿痹 西医疾病：泌尿生殖系统疾病，其他同上髎	直刺1~1.5寸
中髎 Zhōngliáo （BL 33）	在骶部，当次髎下内方，适对第3骶后孔处（图8-13）	中医病症：①月经不调，带下，小便不利；②便秘，泄泻；③腰痛 西医疾病：同上髎	直刺1~1.5寸
下髎 Xiàliáo （BL 34）	在骶部，当中髎下内方，适对第4骶后孔处（图8-13）	中医病症：①小腹痛，腰骶痛；②小便不利，带下，便秘 西医疾病：同上髎	直刺1~1.5寸
会阳 Huìyáng （BL 35）	在骶部，尾骨端旁开0.5寸（图8-13）	中医病症：①泄泻，痢疾；②阳痿，带下 西医疾病：①经期腰痛，阴道炎，外阴湿疹，阴部瘙痒和阴部神经性皮炎；②泌尿生殖系统疾病，前列腺炎，阳痿；③肠出血，痔，肠炎，坐骨神经痛	直刺0.8~1.2寸

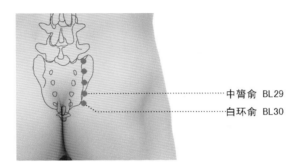

中膂俞 BL29
白环俞 BL30

图 8-12

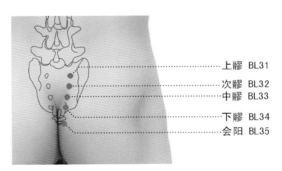

上髎 BL31
次髎 BL32
中髎 BL33
下髎 BL34
会阳 BL35

图 8-13

第八章　足太阳膀胱经经穴

穴位	定位	主治	操作
承扶 Chéngfú （BL 36）	在大腿后面，臀下横纹的中点（图8-14）	中医病症：①腰腿痛，下肢痿痹；②痔疾 西医疾病：①坐骨神经痛，腰神经根炎，小儿麻痹后遗症，下肢瘫痪；②便秘，痔，尿潴留，臀部炎症等	直刺1.5~2.5寸
殷门 Yīnmén （BL 37）	在大腿后面，当承扶与委中的连线上，承扶下6寸（图8-14）	中医病症：腰腿痛，下肢痿痹 西医疾病：①坐骨神经痛，下肢麻痹，小儿麻痹后遗症；②腰背痛，股部炎症	直刺1~2寸
浮郄 Fúxì （BL 38）	在腘横纹外侧端，委阳上1寸，股二头肌肌腱的内侧（图8-14）	中医病症：①腘窝痛麻挛急；②便秘 西医疾病：①急性胃肠炎，便秘；②膀胱炎，尿潴留，髌骨软化，腓肠肌痉挛	直刺1~1.5寸
委阳 Wěiyáng （BL 39）	在腘横纹外侧端，当股二头肌肌腱的内侧（图8-14）	中医病症：①腹满，水肿，小便不利；②腰脊强痛，下肢挛痛 西医疾病：①腰背肌痉挛，膝腘肿痛，腓肠肌痉挛，下腹部痉挛；②肾炎，膀胱炎，乳糜尿，癫痫	直刺1~1.5寸
委中 Wěizhōng （BL 40）	在腘横纹中点，当股二头肌肌腱与半腱肌肌腱的中间（图8-14）	中医病症：①腰痛，下肢痿痹；②腹痛，吐泻；③小便不利，遗尿；④丹毒，瘾疹，皮肤瘙痒，疔疮 西医疾病：①急性胃肠炎，肠炎，腹痛，痔；②坐骨神经痛，癫痫；③腓肠肌痉挛，风湿性关节炎；④脑血管病后遗症；⑤尿潴留；⑥湿疹，风疹，荨麻疹，牛皮癣，疔疮；⑦中暑，疟疾，鼻出血	直刺1~1.5寸，或用三棱针点刺腘静脉出血
附分 Fùfēn （BL 41）	在背部，当第2胸椎棘突下，后正中线旁开3寸（图8-15）	中医病症：颈项强痛，肩背拘急，肘臂麻木 西医疾病：①感冒，肺炎；②颈椎病，颈部肌肉痉挛；③肋间神经痛，副神经麻痹	斜刺0.5~0.8寸
魄户 Pòhù （BL 42）	在背部，当第3胸椎棘突下，后正中线旁开3寸（图8-15）	中医病症：①咳嗽，气喘，肺痨，咯血；②肩背痛，项强 西医疾病：①感冒，支气管炎，支气管哮喘，肺结核，肺萎缩，胸膜炎；②肋间神经痛，肩背上臂部疼痛或麻木	斜刺0.5~0.8寸

足太阳膀胱经经穴

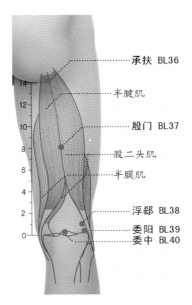

承扶 BL36
半腱肌
殷门 BL37
股二头肌
半膜肌
浮郄 BL38
委阳 BL39
委中 BL40

图 8-14

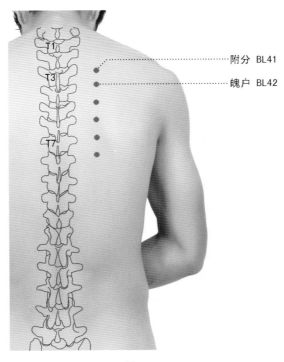

附分 BL41
魄户 BL42

图 8-15

第八章　足太阳膀胱经经穴

穴位	定位	主治	操作
膏肓 Gāohuāng （BL 43）	在背部，当第4胸椎棘突下，后正中线旁开3寸（图8-16）	中医病症：①咳嗽，气喘，盗汗；②健忘，遗精，阳痿；③羸瘦，虚劳 西医疾病：①肺结核，支气管炎，支气管哮喘，脑膜炎；②贫血，神经衰弱，慢性胃炎，胃出血，乳腺炎	斜刺0.5~0.8寸
神堂 Shéntáng （BL 44）	在背部，当第5胸椎棘突下，后正中线旁开3寸（图8-16）	中医病症：①心痛，心悸；②咳嗽，气喘，胸闷，背痛 西医疾病：同心俞	斜刺0.5~0.8寸
谚语 Yìxǐ （BL45）	在背部，当第6胸椎棘突下，后正中线旁开3寸（图8-16）	中医病症：①咳嗽，气喘；②疟疾，热病；③肩背痛 西医疾病：①肋间神经痛，腋神经痛；②感冒，心包炎，支气管哮喘，腰背肌痉挛，膈肌痉挛	斜刺0.5~0.8寸
膈关 Géguān （BL 46）	在背部，当第7胸椎棘突下，后正中线旁开3寸（图8-16）	中医病症：①呕吐，呕逆，嗳气，食不下，噎闷；②脊背强痛 西医疾病：①膈肌痉挛，胃出血，肠炎；②肋间神经痛	斜刺0.5~0.8寸
魂门 Húnmén （BL 47）	在背部，当第9胸椎棘突下，后正中线旁开3寸（图8-17）	中医病症：①胸胁痛，呕吐，泄泻，黄疸；②背痛 西医疾病：①肝炎，胆囊炎，胃痉挛，胃炎，食管狭窄，消化不良；②肋间神经痛，神经症，癔症；③心内膜炎，胸膜炎，肌肉风湿病	斜刺0.5~0.8寸
阳纲 Yánggāng （BL 48）	在背部，当第10胸椎棘突下，后正中线旁开3寸（图8-17）	中医病症：①肠鸣，泄泻，腹痛；②黄疸，消渴 西医疾病：①胃炎，消化不良，胃痉挛，肝炎，胆囊炎；②胸膜炎，心内膜炎，风湿病，蛔虫性腹痛	斜刺0.5~0.8寸
意舍 Yìshè （BL 49）	在背部，当第11胸椎棘突下，后正中线旁开3寸（图8-17）	中医病症：腹胀，肠鸣，泄泻，呕吐 西医疾病：①消化不良，肠炎，胃扩张，食管狭窄，肝炎；②胸膜炎，糖尿病，进行性肌营养不良，腹直肌痉挛	斜刺0.5~0.8寸

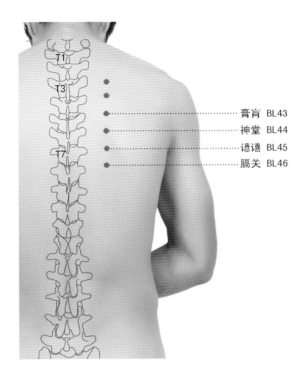

膏肓　BL43
神堂　BL44
谚语　BL45
膈关　BL46

图 8-16

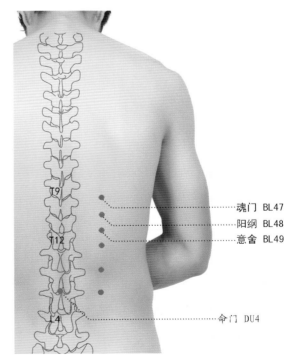

魂门　BL47
阳纲　BL48
意舍　BL49

命门　DU4

图 8-17

第八章　足太阳膀胱经经穴

穴位	定位	主治	操作
胃仓 Wèicāng （BL 50）	在背部，当第12胸椎棘突下，后正中线旁开3寸（图8-18）	中医病症：①胃脘痛，腹胀，小儿食积；②水肿 西医疾病：①胃炎，胃痉挛，胃溃疡，肠炎，习惯性便秘；②腰背部软组织疾患	斜刺0.5~0.8寸
肓门 Huāngmén （BL 51）	在腰部，当第1腰椎棘突下，后正中线旁开3寸（图8-18）	中医病症：①腹痛，痞块，便秘；②乳疾 西医疾病：①肠痉挛，胃炎，便秘；②乳腺炎，腰肌劳损	斜刺0.5~0.8寸
志室 Zhìshì （BL 52）	在腰部，当第2腰椎棘突下，后正中线旁开3寸（图8-18）	中医病症：①遗精，阳痿，遗尿，小便不利，水肿，月经不调；②腰脊强痛 西医疾病：①肾炎，肾绞痛，膀胱炎，尿道炎，前列腺炎，阴囊湿疹；②下肢瘫痪，腰肌劳损，第3腰椎横突综合征；③消化不良	直刺0.5~1寸
胞肓 Bāohuāng （BL 53）	在臀部，横平第2骶后孔，骶正中嵴旁开3寸（图8-19）	中医病症：①小便不利，阴肿；②肠鸣，腹胀，便秘；③腰脊痛 西医疾病：①膀胱炎，尿道炎，尿潴留，睾丸炎；②坐骨神经痛，腰背部软组织损伤；③肠炎，便秘，腹直肌痉挛	直刺0.8~1.2寸
秩边 Zhìbiān （BL 54）	在臀部，横平第4骶后孔，骶正中嵴旁开3寸（图8-19）	中医病症：①腰腿痛，下肢痿痹；②痔疾，便秘，小便不利，阴痛 西医疾病：①急性腰扭伤，梨状肌损伤综合征，下肢瘫痪，坐骨神经痛；②膀胱炎，生殖器疾病；③脑血管病后遗症，痔，脱肛	直刺1.5~3寸
合阳 Héyáng （BL 55）	在小腿后面，当委中与承山的连线上，委中下2寸（图8-20）	中医病症：①腰脊强痛，下肢痿痹；②疝气，崩漏，月经不调 西医疾病：①功能性子宫出血，子宫内膜炎；②睾丸炎，前列腺炎，疝气；③脑血管病后遗症，腓肠肌痉挛，肠出血	直刺1~2寸

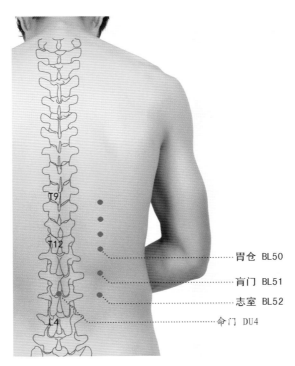

图 8-18

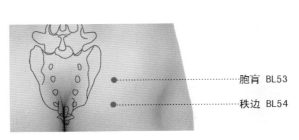

图 8-19

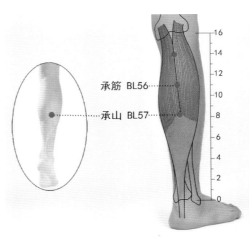

图 8-20

第八章 足太阳膀胱经经穴

穴位	定位	主治	操作
承筋 Chéngjīn （BL 56）	在小腿后面，当委中与承山的连线上，腓肠肌肌腹中央，委中下5寸（图8-21）	中医病症：①痔；②腰腿拘急疼痛 西医疾病：①急性腰扭伤，腓肠肌痉挛或麻痹；②脱肛，便秘，痔	直刺0.3~0.5寸
承山 Chéngshān （BL 57）	在小腿后面正中，委中与昆仑之间，当伸直小腿或足跟上提时腓肠肌肌腹下出现尖角凹陷处（图8-21）	中医病症：①痔疾，便秘；②腰腿拘急疼痛，脚气 西医疾病：①腰肌劳损，坐骨神经痛，腓肠肌痉挛，下肢瘫痪；②痔，便秘，脱肛	直刺1~2寸
飞扬 Fēiyáng （BL 58）	在小腿后面，当外踝后，昆仑穴直上7寸，承山外下方1寸处（图8-22）	中医病症：①头痛，目眩，鼻塞，鼻衄；②腹背痛，腿软无力；③痔疾 西医疾病：①眩晕，癫痫；②风湿性关节炎，膀胱炎，痔	直刺1~1.5寸
跗阳 Fūyáng （BL 59）	在小腿后面，外踝后，昆仑穴直上3寸（图8-22）	中医病症：①头痛，头重；②腰腿痛，下肢痿痹，外踝肿痛 西医疾病：①腓肠肌痉挛，急性腰扭伤，下肢瘫痪；②面神经麻痹，三叉神经痛，头痛	直刺0.8~1.2寸
昆仑 Kūnlún （BL 60）	在足部，外踝后方，当外踝尖与跟腱之间的凹陷处（图8-22）	中医病症：①头痛，项强，目眩，鼻衄；②腰痛，足跟肿痛；③难产，癫痫 西医疾病：①膝关节炎，膝关节周围软组织疾病，膝关节扭伤，下肢瘫痪；②坐骨神经痛，神经性头痛，眩晕；③甲状腺肿大，佝偻病，胎盘滞留，痔，鼻出血	直刺0.5~0.8寸
仆参 Púcān （BL 61）	在足外侧部，外踝后下方，昆仑直下，跟骨外侧，赤白肉际处（图8-23）	中医病症：①下肢痿痹，足跟痛；②癫痫 西医疾病：①足跟痛，膝关节炎，下肢瘫痪；②尿路感染，癫痫，鼻出血	直刺0.3~0.5寸

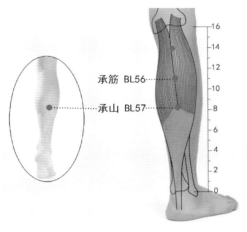

图 8-21

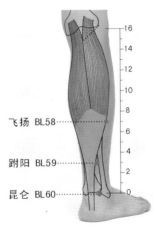

图 8-22

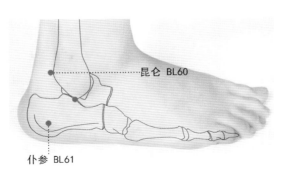

图 8-23

第八章　足太阳膀胱经经穴

穴位	定位	主治	操作
申脉 Shēnmài （BL 62）	在踝口，外踝尖直下，外踝下缘与跟骨之间凹陷中（图8-24）	中医病症：①头痛，眩晕，不寐，嗜卧，癫狂病；②目赤痛，眼睑下垂；③腰腿痛，项强，足外翻 西医疾病：①头痛，脑脊髓膜炎，内耳性眩晕，失眠，癫痫，精神分裂症；②腰肌劳损，下肢瘫痪，关节炎，踝关节扭伤；③肠炎，脑血管病后遗症	直刺0.3~0.5寸
金门 Jīnmén （BL 63）	在足外侧，当外踝前缘直下，第5跖骨粗隆后下方，骰骨下缘处（图8-25）	中医病症：①头痛，癫痫，小儿惊风；②腰痛，下肢痹痛，外踝肿痛 西医疾病：①足底痛，踝扭伤，膝关节炎；②癫痫，小儿惊风，头痛；③疝气	直刺0.3~0.5寸
京骨 Jīnggǔ （BL 64）	在足外侧，第5跖骨粗隆下方，赤白肉际处（图8-25）	中医病症：①头痛，项强，目翳，癫痫；②腰腿痛 西医疾病：①脑膜炎，脑出血，癫痫，小儿惊风，头痛；②佝偻病，疟疾，心肌炎	直刺0.3~0.5寸
束骨 Shùgǔ （BL 65）	在足外侧，足小趾本节（第5跖趾关节）的后方，赤白肉际处（图8-25）	中医病症：①头痛，项强，目眩，目翳；②腰腿痛，神经性头痛，头晕，癫痫，精神病 西医疾病：①耳聋，眼结膜炎，泪管狭窄；②高血压，腓肠肌痉挛，肛门手术后剧痛	直刺0.2~0.5寸
足通谷 Zútōnggǔ （BL 66）	在足外侧，足小趾本节（第5跖趾关节）的前方，赤白肉际处（图8-25）	中医病症：①头痛，项强；②目眩，鼻衄；③癫狂 西医疾病：①头痛，精神病，癫痫；②哮喘，颈椎病，慢性胃炎	直刺0.2~0.3寸
至阴 Zhìyīn （BL 67）	在足小趾末节外侧，距趾甲角0.1寸（指寸）（图8-25）	中医病症：①胎位不正，难产，胞衣不下；②头痛，目痛，鼻塞，鼻衄 西医疾病：①胎位不正，难产，胎盘滞留；②脑出血，神经性头痛，脑血管病后遗症；③结膜充血，角膜白斑，鼻塞；④尿潴留，遗精	浅刺0.1~0.5寸或点刺出血，胎位不正用灸法

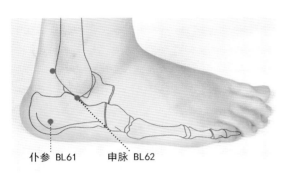

仆参 BL61　申脉 BL62

图 8-24

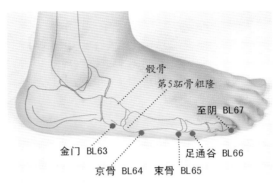

骰骨
第5跖骨粗隆
至阴 BL67
金门 BL63
京骨 BL64　束骨 BL65　足通谷 BL66

图 8-25

足太阳膀胱经经穴歌

六十七穴足太阳，睛明目内红肉藏，

攒竹眉冲与曲差，五处寸半上承光，

通天络却玉枕昂，天柱后际筋外乡，

大杼脊旁风门接，肺与厥阴二俞双，

心俞督俞与膈俞，肝胆脾胃挨次详，

三焦肾俞气海俞，大肠关元又小肠，

膀胱中膂白环俞，各在脊外寸半量，

上次中下四髎穴，穴在骶骨空中央，

会阴阴尾骨外取，以上五穴是一行，

附分去脊开三寸，魄户膏肓与神堂，

譩譆膈关魂门九，阳纲意舍连胃仓，

肓门志室胞肓续，二十椎下秩边场，

承扶臀下横纹间，殷门浮郄至委阳，

委中合阳承筋是，承山飞扬踝跗阳，

昆仑仆参连申脉，金门京骨足外镶，

束骨下面是通骨，至阴乃在小趾旁。

第九章　足少阴肾经经穴

穴位	定位	主治	操作
涌泉 Yǒngquán （KI 1）	在足底部，卷足时足前部凹陷处，约当足底2、3趾趾缝纹头端与足跟连线的前1/3与后2/3交点上（图9-1）	中医病症：①头顶痛，眩晕，晕厥，癫狂，小儿惊风，不寐；②便秘，小便不利，遗尿，阳痿；③咽喉肿痛，舌干，失音；④足心热 西医疾病：①昏迷，癫痫，精神病，头痛，失眠，眩晕，晕车，晕船；②咽炎，喉炎，鼻出血；③高血压，脑出血，心肌炎；④咳嗽，支气管哮喘，支气管炎，急性扁桃体炎；⑤尿潴留，肾炎；⑥黄疸，风疹，胃痉挛，不孕症，腓肠肌痉挛，足底痛等	直刺0.5~1.0寸
然谷 Rángǔ （KI 2）	在足内侧缘，足舟骨粗隆下方，赤白肉际处（图9-2）	中医病症：①月经不调，阴挺，阴痒，遗精，阳痿，小便不利；②消渴，泄泻，小儿脐风；③咽喉肿痛，咯血，口噤 西医疾病：①子宫脱垂，阴道炎，不孕症；②膀胱炎，尿道炎，睾丸炎，不育症；③咽喉炎，心肌炎，扁桃体炎，糖尿病，精神病，癫痫等	直刺0.5~1.0寸
太溪 Tàixī （KI 3）	在足内侧，内踝后方，当内踝尖与跟腱之间的凹陷处（图9-2）	中医病症：①月经不调，遗尿，遗精，阳痿，小便频数，消渴，泄泻，腰痛；②头痛，目眩，耳聋，耳鸣，咽喉肿痛，齿痛，不寐；③咳喘，咯血 西医疾病：①肾炎，膀胱炎，遗尿，遗精，阳痿；②牙痛，慢性喉炎，口腔炎；③胸膜炎，支气管炎，肺气肿，支气管哮喘；④下肢瘫痪，足跟痛，腰肌劳损；⑤头痛，失眠，乳腺炎，心内膜炎，膈肌痉挛，便秘等	直刺0.5~1.5寸
大钟 Dàzhōng （KI 4）	在足内侧，内踝后下方，当跟腱附着部的内侧前方凹陷处（图9-3）	中医病症：①癃闭，遗尿，月经不调，便秘；②咯血，气喘；③痴呆，不寐；④足跟痛 西医疾病：①尿潴留，尿路感染，淋病；②癔症，失眠，精神病；③哮喘，咯血，咽痛，口腔炎，食管狭窄，便秘，月经不调，子宫痉挛，疟疾等	直刺0.3~0.5寸
水泉 Shuǐquán （KI 5）	在足内侧，内踝后下方，当太溪直下1寸（指寸），跟骨结节的内侧凹陷处（图9-3）	中医病症：①月经不调，痛经，闭经，阴挺；②小便不利 西医疾病：①痛经，闭经，子宫脱垂，不孕症；②近视，膀胱痉挛等	直刺0.3~0.5寸

足少阴肾经经穴

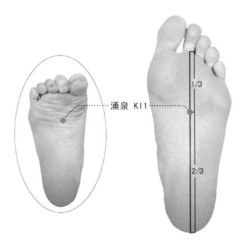

图 9-1

涌泉 KI1

1/3

2/3

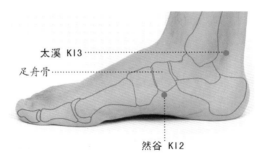

太溪 KI3

足舟骨

然谷 KI2

图 9-2

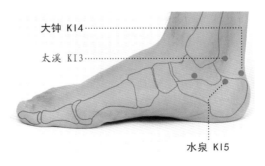

大钟 KI4

太溪 KI3

水泉 KI5

图 9-3

第九章　足少阴肾经经穴

穴位	定位	主治	操作
照海 Zhàohǎi （KI 6）	在足内侧，内踝尖下方凹陷处（图9-4）	中医病症：①月经不调，痛经，带下，阴挺，阴痒，小便频数，遗尿，遗精，阳痿，癃闭；②咽喉干痛，耳聋，耳鸣，目赤肿痛；③痫证，不寐 西医疾病：①阴道炎，子宫脱垂，肾炎，膀胱炎；②结膜炎，牙痛，耳鸣，耳聋，慢性喉炎，口腔炎；③头痛，脑脊髓膜炎，失眠，癫痫，精神分裂症；④下肢瘫痪，踝关节扭伤	直刺0.5~0.8寸
复溜 Fùliū （KI 7）	在小腿内侧，太溪直上2寸，跟腱的前方（图9-5）	中医病症：①水肿，腹胀，泄泻；②遗精，盗汗，热病无汗或汗出不止；③下肢痿痹 西医疾病：①痢疾，便秘；②尿路感染，肾炎，睾丸炎，遗精；③功能性子宫出血，脊髓炎，腹膜炎，痔出血，糖尿病，腰部肌肉损伤等	直刺0.5~1.0寸
交信 Jiāoxìn （KI 8）	在小腿内侧，当太溪直上2寸，复溜前0.5寸，胫骨内侧缘的后方（图9-5）	中医病症：①月经不调，崩漏，阴挺；②泄泻，便秘 西医疾病：①功能性子宫出血，阴道炎；②痢疾，便秘；③尿潴留，淋病，睾丸炎；④腹膜炎，脊髓炎，腰、股、下肢内侧麻痛等	直刺1.0~1.5寸
筑宾 Zhùbīn （KI 9）	在小腿内侧，当太溪与阴谷的连线上，太溪上5寸，腓肠肌肌腹的内下方（图9-5）	中医病症：①癫狂，呕吐；②不寐，疝气；③小腿疼痛 西医疾病：①癫痫，精神病，失眠；②肾炎，膀胱炎，睾丸炎；③神经性呕吐，腓肠肌痉挛等	直刺1.0~1.5寸
阴谷 Yīngǔ （KI 10）	在腘窝内侧，屈膝时，当半腱肌肌腱与半膜肌肌腱之间（图9-5）	中医病症：①遗精，阳痿，月经不调，赤白带下，崩漏；②癫狂；③膝股痛 西医疾病：①胃炎，肠炎，便秘；②遗精，阳痿，尿路感染，阴茎痛，阴囊湿疹；③阴道炎，外阴炎，功能性子宫出血；④癫痫，精神病，膝关节炎等	直刺1.0~1.5寸
横骨 Hénggǔ （KI 11）	在下腹部，当脐中下5寸，前正中线旁开0.5寸（图9-6）	中医病症：①少腹胀痛，小便不利，遗尿；②遗精，阳痿，疝气，腰痛，阴痛，闭经，月经不调 西医疾病：①遗尿，尿潴留，尿道炎，遗精，阳痿，睾丸炎；②盆腔炎，附件炎；③角膜炎等	直刺1.0~1.5寸

足少阴肾经经穴

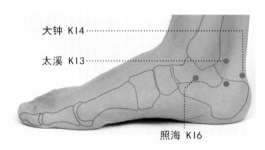

大钟 KI4 ....
太溪 KI3 ....

照海 KI6 ....

图 9-4

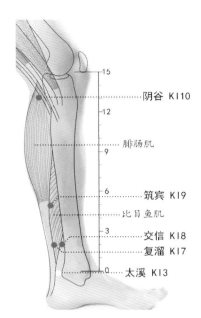

15
12
9
6
3
0

阴谷 KI10
腓肠肌
筑宾 KI9
比目鱼肌
交信 KI8
复溜 KI7
太溪 KI3

图 9-5

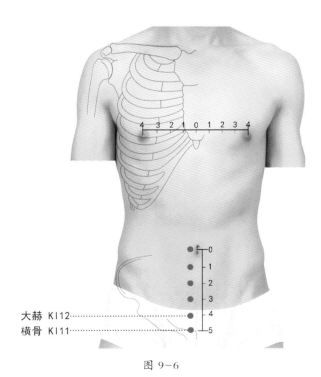

4 3 2 1 0 1 2 3 4

0
1
2
3
大赫 KI12 4
横骨 KI11 5

图 9-6

第九章　足少阴肾经经穴

穴位	定位	主治	操作
大赫 Dàhè （KI 12）	在下腹部，当脐中下4寸，前正中线旁开0.5寸（图9-7）	中医病症：遗精，阳痿，阴挺，月经不调，痛经，带下 西医疾病：①痛经，子宫脱垂，盆腔炎，不孕症等；②遗精，阳痿，睾丸炎；③痢疾，急性胃肠炎等	直刺1.0~1.5寸
气穴 Qìxué （KI 13）	在下腹部，当脐中下3寸，前正中线旁开0.5寸（图9-7）	中医病症：①月经不调，带下，经闭，崩漏，遗精，阳痿，小便不通；②泄泻 西医疾病：①不孕症，腰痛；②尿路感染，肾炎，遗精，阳痿，阴茎痛，膀胱麻痹；③痢疾，急性胃肠炎；④角膜炎等	直刺1.0~1.5寸
四满 Sìmǎn （KI 14）	在下腹部，当脐中下2寸，前正中线旁开0.5寸（图9-7）	中医病症：①月经不调，带下，痛经，遗精，遗尿，疝气；②便秘，腹痛，水肿 西医疾病：①月经不调，不孕症，产后恶露不尽，遗尿，遗精；②肠炎，痢疾，便秘；③角膜白斑，水肿等	直刺1.0~1.5寸
中注 Zhōngzhù （KI 15）	在下腹部，当脐中下1寸，前正中线旁开0.5寸（图9-7）	中医病症：①腹痛，便秘，泄泻；②腰痛，月经不调，痛经 西医疾病：①卵巢炎，输卵管炎；②痢疾，肠炎，便秘；③睾丸炎，结膜炎，角膜炎等	直刺1.0~1.5寸
肓俞 Huāngshù （KI 16）	在腹中部，当脐中旁开0.5寸（图9-7）	中医病症：①腹痛，腹胀，呕吐，泄泻，便秘；②月经不调，疝气，腰脊痛 西医疾病：①胃痉挛，肠炎，痢疾，习惯性便秘，肠麻痹；②膀胱炎，尿道炎，疝气；③角膜炎等	直刺1.0~1.5寸
商曲 Shāngqū （KI 17）	在上腹部，当脐中上2寸，前正中线旁开0.5寸（图9-8）	中医病症：腹痛，泄泻，便秘 西医疾病：胃炎，胃痉挛，胃下垂，肠炎，痢疾，便秘	直刺1.0~1.5寸
石关 Shíguān （KI 18）	在上腹部，当脐中上3寸，前正中线旁开0.5寸（图9-8）	中医病症：①呕吐，腹痛，便秘；②月经不调，痛经，不孕 西医疾病：①胃痉挛，食管痉挛，膈肌痉挛，肠炎，便秘；②痛经，不孕症，盆腔炎，产后腹痛；③尿路感染，结膜炎等	直刺1.0~1.5寸

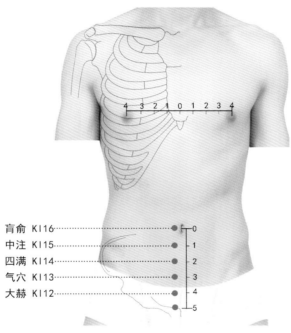

盲俞 KI16
中注 KI15
四满 KI14
气穴 KI13
大赫 KI12

图 9-7

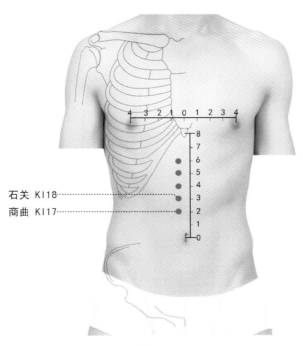

石关 KI18
商曲 KI17

图 9-8

第九章　足少阴肾经经穴

穴位	定位	主治	操作
阴都 Yīndū （KI 19）	在上腹部，当脐中上4寸，前正中线旁开0.5寸（图9-9）	中医病症：①腹痛，腹胀，便秘；②不孕 西医疾病：①支气管炎，支气管哮喘，肺气肿，胸膜炎；②腹膜炎，胃肠炎，便秘，疟疾；③不孕症，结膜炎，角膜白斑等	直刺1.0~1.5寸
腹通谷 Fùtōnggǔ （KI 20）	在上腹部，当脐中上5寸，前正中线旁开0.5寸（图9-9）	中医病症：①腹痛，腹胀，呕吐；②心痛，心悸 西医疾病：①急、慢性胃炎，消化不良，胃扩张，神经性呕吐；②咳嗽，支气管哮喘，肺气肿；③癫痫，面神经麻痹，肋间神经痛；④急性舌骨肌麻痹，暴喑，笑肌萎缩，结膜炎等	直刺0.5~1.0寸
幽门 Yōumén （KI 21）	在上腹部，当脐中上6寸，前正中线旁开0.5寸（图9-9）	中医病症：腹痛，腹胀，呕吐，泄泻 西医疾病：①神经性呕吐，胃痉挛，慢性胃炎，胃扩张，胃溃疡，痢疾，消化不良，肝炎；②乳腺炎，乳汁不通，乳汁缺乏，妊娠呕吐；③肋间神经痛等	直刺0.5~1.0寸
步廊 Bùláng （KI 22）	在胸部，当第5肋间隙，前正中线旁开2寸（图9-10）	中医病症：①咳嗽，气喘，胸胁胀满；②呕吐 西医疾病：①支气管炎，支气管哮喘，胸膜炎；②胃炎，神经性呕吐，腹直肌痉挛；③鼻炎，嗅觉减退，肋间神经痛，乳腺炎	斜刺或平刺0.5~0.8寸
神封 Shénfēng （KI 23）	在胸部，当第4肋间隙，前正中线旁开2寸（图9-10）	中医病症：①咳嗽，气喘；②胸胁胀满，乳痛；③呕吐 西医疾病：①支气管炎，支气管哮喘，肺炎，胸膜炎；②心动过速，肋间神经痛，乳腺炎，腹直肌痉挛等	斜刺或平刺0.5~0.8寸
灵墟 Língxū （KI 24）	在胸部，当第3肋间隙，前正中线旁开2寸（图9-10）	中医病症：①咳嗽，气喘；②胸胁胀痛，乳痛；③呕吐 西医疾病：①支气管炎，支气管哮喘，胸膜炎；②鼻炎，嗅觉减退，肋间神经痛，乳腺炎等	斜刺或平刺0.5~0.8寸
神藏 Shéncáng （KI 25）	在胸部，当第2肋间隙，前正中线旁开2寸（图9-10）	中医病症：①咳嗽，气喘，胸痛；②呕吐 西医疾病：①上呼吸道感染，支气管炎，支气管哮喘，胸膜炎；②肋间神经痛，膈肌痉挛，消化不良，乳腺炎	斜刺或平刺0.5~0.8寸

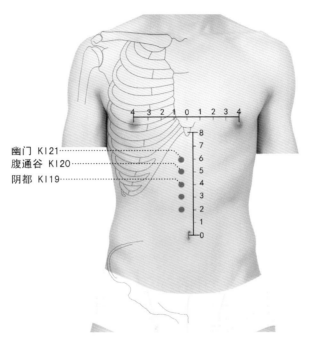

幽门 KI21 ········
腹通谷 KI20 ········
阴都 KI19 ········

4 3 2 1 0 1 2 3 4
8
7
6
5
4
3
2
1
0

图 9-9

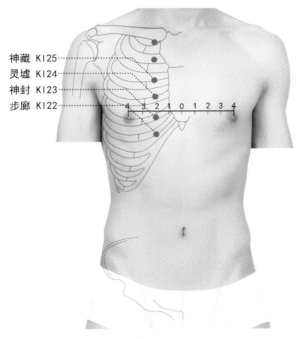

神藏 KI25 ········
灵墟 KI24 ········
神封 KI23 ········
步廊 KI22 ········

4 3 2 1 0 1 2 3 4

图 9-10

第九章 足少阴肾经经穴

穴位	定位	主治	操作
彧中 Yùzhōng （KI 26）	在胸部，当第1肋间隙，前正中线旁开2寸（图9-11）	中医病症：①咳嗽，气喘；②胸胁胀满 西医疾病：①支气管炎，支气管哮喘，胸膜炎；②肋间神经痛，乳腺炎，膈肌痉挛	斜刺或平刺0.5~0.8寸
俞府 Shùfǔ （KI 27）	在胸部，当锁骨下缘，前正中线旁开2寸（图9-11）	中医病症：①咳嗽，气喘，胸痛；②呕吐 西医疾病：①支气管炎，支气管炎，哮喘，胸膜炎；②肋间神经痛，神经性呕吐，咽炎，心律不齐，心房颤动等	斜刺或平刺0.5~0.8寸

足少阴肾经经穴歌

足少阴穴二十七，涌泉然骨与太溪，

大钟水泉通照海，复溜交信筑宾抵，

阴谷膝内跗骨后，以上从足走至膝，

横骨大赫连气穴，四满中注肓俞脐，

商曲石关阴都密，通谷幽门寸半辟，

步廊神封膺灵墟，神藏彧中俞府毕。

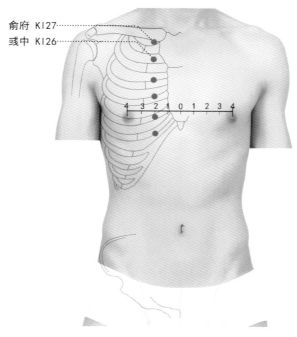

足少阴肾经经穴

俞府 KI27

彧中 KI26

图 9-11

第十章 手厥阴心包经经穴

穴位	定位	主治	操作
天池 Tiānchí （PC 1）	在胸部，当第4肋间隙，乳头外1寸，前正中线旁开5寸（图10-1）	中医病症：①咳嗽，气喘；②乳痈，乳汁少；③胸闷，胁肋胀痛，瘰疬 西医疾病：①心绞痛，心脏外膜炎；②乳腺炎，乳汁分泌不足；③淋巴结核，腋窝淋巴结炎，肋间神经痛	斜刺或平刺0.5~0.8寸
天泉 Tiānquán （PC 2）	在臂内侧，当腋前纹头下2寸，肱二头肌的长、短头之间（图10-1）	中医病症：①心痛，咳嗽，胸胁胀痛；②臂痛 西医疾病：①心绞痛，心动过速，心内膜炎；②支气管炎，肋间神经痛，膈肌痉挛，上臂内侧痛，视力减退	直刺0.5~0.8寸
曲泽 Qūzé （PC 3）	在肘横纹中，当肱二头肌肌腱的尺侧缘（图10-1）	中医病症：①心痛，心悸；②热病，中暑；③胃痛，呕吐，泄泻；④肘臂疼痛 西医疾病：①风湿性心脏病，心绞痛，心肌炎；②小儿舞蹈症，急性肠胃炎，支气管炎	直刺1.0~1.5寸，或用三棱针点刺出血
郄门 Xìmén （PC 4）	在前臂掌侧，当曲泽与大陵的连线上，腕横纹上5寸。掌长肌腱与桡侧腕屈肌腱之间（图10-2）	中医病症：①心痛，心悸，疔疮，癫痫；②呕血，咯血 西医疾病：①风湿性心脏病，心肌炎，心绞痛；②癔症，精神病；③乳腺炎，胸膜炎，膈肌痉挛，胃出血，鼻出血	直刺0.5~1.0寸
间使 Jiānshǐ （PC 5）	在前臂掌侧，当曲泽与大陵的连线上，腕横纹上3寸。掌长肌腱与桡侧腕屈肌腱之间（图10-2）	中医病症：①心痛，心悸；②癫狂痫，热病，疟疾；③胃痛，呕吐；④肘臂痛 西医疾病：①风湿性心脏病，心绞痛，心肌炎，心内、外膜炎，脑血管病后遗症；②癫痫，癔症，精神分裂症；③疟疾，上呼吸道感染，咽喉炎，胃炎，荨麻疹，子宫内膜炎	直刺0.5~1.0寸

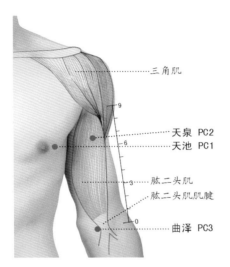

三角肌

天泉 PC2
天池 PC1

肱二头肌
肱二头肌肌腱

曲泽 PC3

图 10-1

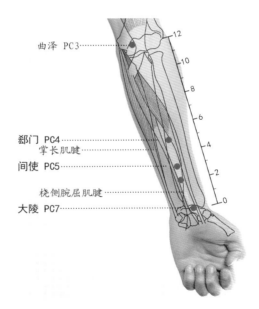

曲泽 PC3

郄门 PC4
掌长肌腱
间使 PC5

桡侧腕屈肌腱

大陵 PC7

图 10-2

第十章　手厥阴心包经经穴

穴位	定位	主治	操作
内关 Nèiguān （PC 6）	在前臂掌侧，当曲泽与大陵的连线上，腕横纹上2寸。掌长肌腱与桡侧腕屈肌腱之间（图10-3）	中医病症：①心痛，心悸，胸闷；②眩晕，癫病，失眠，偏头痛；③胃痛，呕吐，呃逆；④臂肘挛痛 西医疾病：①风湿性心脏病，心绞痛，心肌炎，心内、外膜炎，心动过速，心动过缓，心律不齐，无脉症，高血压，脉管炎，脑血管病后遗症；②胃炎，胃痉挛，肠炎，痢疾，膈肌痉挛，急性胆道疾患；③癫痫，癔症，失眠，血管性头痛，多发性神经炎；④支气管炎，支气管哮喘，咽喉炎，甲状腺功能亢进，疟疾，各种手术疼痛	直刺0.5~1.0寸
大陵 Dàlíng （PC 7）	在腕掌横纹的中点处，当掌长肌腱与桡侧腕屈肌腱之间（图10-3）	中医病症：①心痛，心悸，不寐，癫狂，疮疡；②胃痛，呕吐；③手腕麻痛，胸胁胀痛 西医疾病：①心肌炎，心内、外膜炎，心动过速；②神经衰弱，失眠，癫痫，癔症，精神分裂症，肋间神经痛；③胃炎，胃出血；④腕关节及周围软组织疾患，足跟痛；⑤扁桃体炎，咽炎，腋窝淋巴管炎，疥癣	直刺0.3~0.5寸
劳宫 Láogōng （PC 8）	在手掌心，当第2、3掌骨之间偏于第3掌骨，握拳屈指时中指尖处（图10-4）	中医病症：①口疮，口臭，鼻衄；②癫狂痫，中风昏迷，小儿惊厥，中暑；③心痛，呕吐 西医疾病：①脑血管意外，心绞痛，高血压；②昏迷，癔症，精神病，手指麻木；③口腔炎，牙龈炎，吞咽困难；④手癣，黄疸	直刺0.3~0.5寸
中冲 Zhōngchōng （PC 9）	在手中指末节尖端中央（图10-4）	中医病症：①中风昏迷，中暑，小儿惊风，热病；②心烦，心痛；③舌强肿痛 西医疾病：①高血压，脑出血，心绞痛，心肌炎；②昏迷，休克，癔症，癫痫；③小儿消化不良，舌炎，结膜炎	浅刺0.1~0.2寸；或用三棱针点刺出血

手厥阴心包经经穴歌

九穴心包手厥阴，天池天泉曲泽深，

郄门间使内关对，大陵劳宫中冲侵。

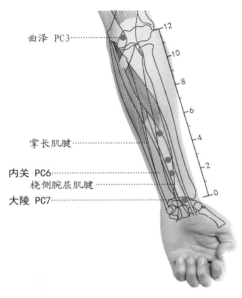

曲泽 PC3⋯⋯

掌长肌腱⋯⋯

内关 PC6⋯⋯
桡侧腕屈肌腱⋯⋯
大陵 PC7⋯⋯

图 10-3

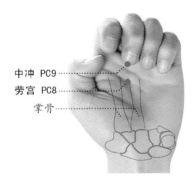

中冲 PC9⋯⋯
劳宫 PC8⋯⋯
掌骨⋯⋯

图 10-4

第十一章　手少阳三焦经经穴

穴位	定位	主治	操作
关冲 Guānchōng （TE 1）	在手环指末节尺侧，距指甲角0.1寸（指寸）（图11-1）	中医病症：①热病，昏厥，中暑；②头痛，目赤，耳聋，咽喉肿痛 西医疾病：①喉炎，结膜炎，角膜白斑；②头痛，脑血管意外，小儿消化不良，发热等	浅刺0.1~0.3寸，或用三棱针点刺出血
液门 Yèmén （TE 2）	在手背部，当第4、5指间，指蹼缘后方赤白肉际处（图11-1）	中医病症：①头痛，眩晕，目赤，耳聋，耳鸣，咽喉肿痛；②疟疾 西医疾病：①颈椎病，肩周炎，上肢瘫痪，前臂肌痉挛或疼痛；②头痛，眩晕，耳聋，耳鸣，咽喉炎，扁桃体炎，牙痛，口疮，牙龈炎，结膜炎	直刺0.3~0.5寸
中渚 Zhōngzhǔ （TE 3）	在手背部，当环指本节（掌指关节）的后方，第4、5掌骨间凹陷处（图11-1）	中医病症：①头痛，耳聋，耳鸣，目赤，咽喉肿痛；②热病，消渴，疟疾；③手指屈伸不利，肘臂肩背疼痛 西医疾病：①头痛，眩晕，肋间神经痛，眶上神经痛；②腰肌劳损，肩周炎，肘、腕部关节炎；③神经性耳聋，聋哑，结膜炎，视神经炎，咽炎，扁桃体炎	直刺0.3~0.5寸
阳池 Yángchí （TE 4）	在腕背横纹中，当指伸肌腱的尺侧缘凹陷处（图11-1）	中医病症：①耳聋，目赤肿痛，咽喉肿痛；②疟疾，消渴；③腕痛 西医疾病：①流行性感冒，扁桃体炎；②风湿性关节炎，腕关节炎，前臂肌痉挛或麻痹；③糖尿病，疟疾	直刺0.3~0.5寸
外关 Wàiguān （TE 5）	在前臂背侧，当阳池与肘尖的连线上，腕背横纹上2寸，尺骨与桡骨之间（图11-2）	中医病症：①热病，头痛，不寐，目赤肿痛，耳鸣，耳聋；②胸胁痛；③落枕，上肢痿痹 西医疾病：①上呼吸道感染，肺炎；②腕关节炎，肘关节炎，急性腰扭伤，颞颌关节功能紊乱；③偏头痛，失眠，桡神经麻痹，脑血管病后遗症；④高血压，遗尿，耳鸣，耳聋	直刺0.5~1.0寸
支沟 Zhīgōu （TE 6）	在前臂背侧，当阳池与肘尖的连线上，腕背横纹上3寸，尺骨与桡骨之间（图11-2）	中医病症：①便秘，热病，丹毒；②胁肋痛，落枕；③耳鸣，耳聋 西医疾病：①急性腰扭伤，肩背软组织损伤，上肢瘫痪；②习惯性便秘，肋间神经痛，胸膜炎，肺炎，心绞痛，心肌炎，产后乳汁不足	直刺0.5~1.0寸

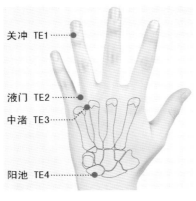

关冲 TE1

液门 TE2
中渚 TE3

阳池 TE4

图 11-1

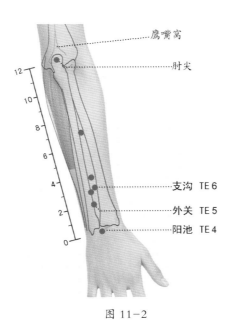

鹰嘴窝

肘尖

支沟 TE 6
外关 TE 5
阳池 TE 4

图 11-2

第十一章 手少阳三焦经经穴

穴位	定位	主治	操作
会宗 Huìzōng （TE 7）	在前臂背侧，当腕背横纹上3寸，支沟尺侧，尺骨的桡侧缘（图11-3）	中医病症：①耳鸣，耳聋；②癫痫；③上肢痹痛 西医疾病：耳聋，癫痫，肘臂疼痛	直刺0.5~1.0寸
三阳络 Sānyángluò （TE 8）	在前臂背侧，腕背横纹上4寸，尺骨与桡骨之间（图11-3）	中医病症：①耳聋，暴喑，齿痛；②上肢痹痛 西医疾病：①臂痛，脑血管病后遗症；②耳聋，下牙痛，眼疾；③为肺切除手术针麻常用穴之一	直刺0.5~1.0寸
四渎 Sìdú （TE 9）	在前臂背侧，当阳池与肘尖的连线上，肘尖下5寸，尺骨与桡骨之间（图11-3）	中医病症：①耳聋，暴喑，齿痛，咽喉肿痛，眩晕，偏头痛；②上肢痹痛 西医疾病：①偏头痛，眩晕，神经衰弱；②牙痛，耳聋，喉炎；③上肢瘫痪，肾炎	直刺0.5~1.0寸
天井 Tiānjǐng （TE 10）	在臂外侧，屈肘时，当肘尖直上1寸凹陷处（图11-4）	中医病症：①耳聋，偏头痛，癫痫；②瘰疬，落枕，肘臂痛 西医疾病：①偏头痛，精神分裂症，抑郁症，癫痫；②肘关节及周围软组织损伤，颈项神经痛，脑血管病后遗症；③眼睑炎，扁桃体炎，喉痛；④荨麻疹，颈淋巴结结核	直刺0.5~1.0寸
清冷渊 Qīnglěngyuān （TE 11）	在臂外侧，屈肘，当肘尖直上2寸，即天井上1寸（图11-4）	中医病症：①头痛，目痛，胁痛；②肩臂痛 西医疾病：偏头痛，颈椎病	直刺0.5~1.0寸
消泺 Xiāoluò （TE 12）	在臂外侧，当清冷渊与臑会连线的中点处（图11-4）	中医病症：①头痛，项强，齿痛；②肩臂痛 西医疾病：①偏头痛，癫痫；②颈椎病，上肢疼痛、麻木；③牙痛	直刺0.8~1.2寸

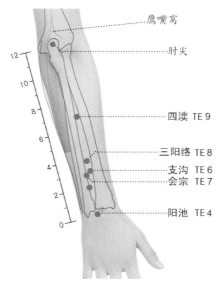

鹰嘴窝

肘尖

四渎 TE 9

三阳络 TE 8

支沟 TE 6

会宗 TE 7

阳池 TE 4

图 11-3

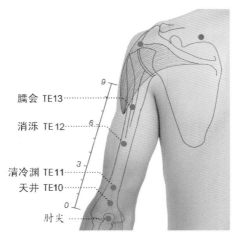

臑会 TE13

消泺 TE 12

清冷渊 TE 11

天井 TE 10

肘尖

图 11-4

第十一章　手少阳三焦经经穴

穴位	定位	主治	操作
臑会 Nàohuì （TE 13）	在臂外侧，当肘尖与肩髎的连线上，肩髎下 3 寸，三角肌的后下缘（图 11-5）	中医病症：①瘿气，瘰疬；②上肢痿痹 西医疾病：肩周炎，甲状腺肿大	直刺 0.8~1.2寸
肩髎 Jiānliáo （TE 14）	在肩部，肩髃后方，当臂外展时，于肩峰后下方呈现凹陷处（图 11-5）	中医病症：肩臂挛痛、不遂 西医疾病：①肩关节周围炎，脑血管病后遗症；②胸膜炎，肋间神经痛	直刺 0.8~1.2寸
天髎 Tiānliáo （TE 15）	在肩胛部，肩井与曲垣的中间，当肩胛骨上角处（图 11-5）	中医病症：肩臂痛，落枕，颈项强痛 西医疾病：颈椎病，冈上肌腱炎	直刺 0.5~0.8寸
天牖 Tiānyǒu （TE 16）	在颈侧部，当乳突的后方直下，平下颌角，胸锁乳突肌的后缘凹陷处（图 11-6）	中医病症：①头痛，项强；②目痛，瘰疬，耳聋，面肿 西医疾病：①耳鸣，耳聋，视神经炎，喉炎；②头痛，颈椎病	直刺 0.5~1.0寸
翳风 Yìfēng （TE 17）	在耳垂后方，当乳突与下颌角之间的凹陷处（图 11-6）	中医病症：①耳鸣，耳聋，聤耳；②口喎，牙关紧闭，齿痛，呃逆，瘰疬，颊肿 西医疾病：①聋哑，腮腺炎，眼疾，牙痛，下颌关节炎；②面神经麻痹，头痛，膈肌痉挛，笑肌麻痹	直刺 0.8~1.2寸
瘈脉 Chìmài （TE 18）	在头部，耳后乳突中央，当角孙至翳风之间，沿耳轮连线的中、下 1/3 的交点处（图 11-6）	中医病症：①耳鸣，耳聋；②小儿惊风，不寐，头痛 西医疾病：①偏头痛，失眠，小儿惊厥；②耳聋，耳鸣	平刺 0.3~0.5寸；或用三棱针点刺出血

手少阳三焦经经穴

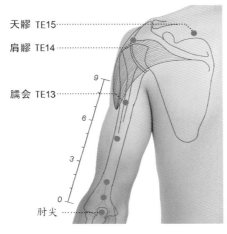

天髎 TE15
肩髎 TE14
臑会 TE13
肘尖

9
6
3
0

图 11-5

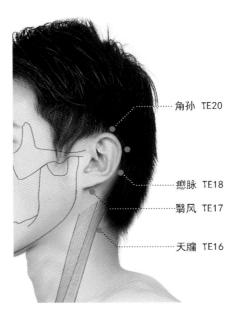

角孙 TE20
瘈脉 TE18
翳风 TE17
天牖 TE16

图 11-6

第十一章　手少阳三焦经经穴

穴位	定位	主治	操作
颅息 Lúxī （TE 19）	在头部，当角孙至翳风之间，沿耳轮连线的上、中1/3的交点处（图11-7）	中医病症：①小儿惊风，头痛；②耳鸣，耳聋 西医疾病：①头痛，癫痫，小儿惊厥；②耳鸣，牙痛，中耳炎，视网膜出血	平刺 0.3~0.5寸
角孙 Jiǎosūn （TE 20）	在头部，折耳郭向前，当耳尖直上入发际处（图11-7）	中医病症：①目翳，齿痛，痄腮，耳聋，耳鸣；②偏头痛，项强 西医疾病：①腮腺炎，牙痛，牙龈炎，角膜白斑，视神经炎，视网膜出血，中耳炎，口腔炎，耳聋，耳鸣；②甲状腺肿	平刺 0.3~0.5寸。小儿腮腺炎宜用灯火灸
耳门 Ěrmén （TE 21）	在面部，当耳屏上切迹的前方，下颌骨髁突后缘，张口有凹陷处（图11-8）	中医病症：①耳鸣，耳聋，聤耳；②齿痛 西医疾病：聋哑，耳鸣，中耳炎，颞颌关节炎，牙痛	微张口，直刺 0.5~1.0寸
耳和髎 Ěrhéliáo （TE 22）	在头侧部，当鬓发后缘，平耳郭根之前方，颞浅动脉的后缘（图11-8）	中医病症：①头痛，耳鸣；②牙关紧闭，口㖞 西医疾病：①头痛，面神经麻痹，面肌痉挛；②外耳道炎，耳鸣，鼻炎，下颌关节炎	避开动脉，斜刺或平刺 0.3~0.5寸
丝竹空 Sīzhúkōng （TE 23）	在面部，当眉梢凹陷处（图11-8）	中医病症：①目赤肿痛，眼睑𥆧动，目眩；②头痛，癫狂痫，小儿惊风 西医疾病：①眩晕，面神经麻痹；②结膜炎，视神经萎缩，电光性眼炎，角膜白斑	平刺 0.5~1.0寸。不灸

手少阳三焦经经穴歌

二十三穴手少阳，关冲液门中渚旁，

阳池外关支沟正，会宗三阳四渎长，

天井清冷渊消泺，臑会肩髎天髎堂，

天牖翳风瘈脉青，颅息角孙耳门当，

和髎耳前发际边，丝竹空在眉外藏。

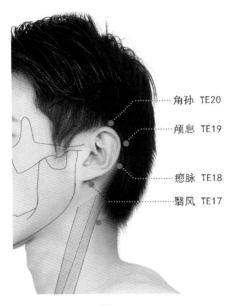

角孙 TE20

颅息 TE19

瘈脉 TE18

翳风 TE17

图 11-7

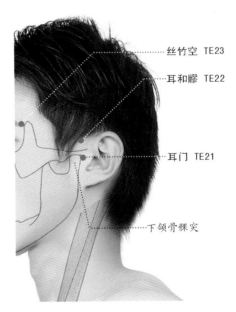

丝竹空 TE23

耳和髎 TE22

耳门 TE21

下颌骨髁突

图 11-8

第十二章　足少阳胆经经穴

穴位	定位	主治	操作
瞳子髎 Tóngzǐliáo （GB 1）	在面部，目外眦旁，当眶外侧缘处（图12-1）	中医病症：①目赤肿痛，目翳，青盲，口喎；②头痛 西医疾病：①角膜炎，视网膜炎，视网膜出血，睑缘炎，屈光不正，青少年近视眼，白内障，青光眼，夜盲症，视神经萎缩；②头痛，面神经麻痹，三叉神经痛	直刺或平刺0.3~0.5寸
听会 Tīnghuì （GB 2）	在面部，当耳屏间切迹的前方，下颌骨髁突的后缘，张口有凹陷处（图12-1）	中医病症：①耳鸣，耳聋，聤耳；②齿痛，口喎，面痛 西医疾病：①突发性耳聋，中耳炎，外耳道疖，颞关节功能紊乱，腮腺炎，牙病，咀嚼肌痉挛；②面神经麻痹，脑血管病后遗症	张口，直刺0.5~1.0寸
上关 Shàngguān （GB 3）	在耳前，下关直上，当颧弓的上缘凹陷处（图12-1）	中医病症：①耳鸣，耳聋，聤耳；②偏头痛，口喎，口噤，齿痛，面痛，癫狂痫 西医疾病：①耳鸣，耳聋，中耳炎，牙痛，下颌关节炎，颞颌关节功能紊乱；②面神经麻痹，偏头痛，眩晕	直刺0.5~1.0寸
颔厌 Hànyàn （GB 4）	在头部鬓发上，当头维与曲鬓弧形连线的上1/4与下3/4交点处（图12-1）	中医病症：①偏头痛，眩晕，癫病；②齿痛，耳鸣，口喎 西医疾病：①偏头痛，三叉神经痛，眩晕，癫痫，面神经麻痹；②耳鸣，结膜炎，牙痛	平刺0.5~0.8寸
悬颅 Xuánlú （GB 5）	在头部鬓发上，当头维与曲鬓弧形连线的中点处（图12-1）	中医病症：①偏头痛；②目赤肿痛，齿病，面肿，齁衄 西医疾病：①偏头痛，三叉神经痛，神经衰弱；②牙痛，鼻炎，结膜炎，角膜炎	平刺0.5~0.8寸
悬厘 Xuánlí （GB 6）	在头部鬓发上，当头维与曲鬓弧形连线的上3/4与下1/4交点处（图12-1）	中医病症：①偏头痛；②目赤肿痛，耳鸣，齿痛，面痛 西医疾病：①神经衰弱，偏头痛，三叉神经痛；②耳鸣，结膜炎，鼻炎，牙痛	平刺0.5~0.8寸

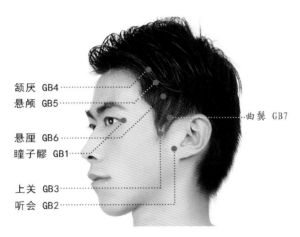

颔厌 GB4 ⋯⋯⋯

悬颅 GB5 ⋯⋯⋯

⋯⋯曲鬓 GB7

悬厘 GB6 ⋯⋯⋯

瞳子髎 GB1 ⋯⋯

上关 GB3 ⋯⋯⋯

听会 GB2 ⋯⋯⋯

图 12-1

第十二章 足少阳胆经经穴

穴位	定位	主治	操作
曲鬓 Qūbìn （GB 7）	在头部，当耳前鬓角发际后缘的垂线与耳尖水平线交点处（图 12-2）	中医病症：①偏头痛，颔颊肿；②目赤肿痛，暴喑，牙关紧闭 西医疾病：①三叉神经痛，偏头痛，面神经麻痹，眩晕；②颞肌痉挛，牙痛，视网膜出血及其他眼病	平刺 0.5~0.8 寸
率谷 Shuàigǔ （GB 8）	在头部，当耳尖直上入发际 1.5 寸，角孙直上方（图 12-2）	中医病症：①偏正头痛，眩晕，耳鸣，耳聋；②小儿急、慢惊风 西医疾病：①偏头痛，三叉神经痛，面神经麻痹，眩晕；②胃炎，小儿高热惊厥	平刺 0.5~0.8 寸
天冲 Tiānchōng （GB 9）	在头部，当耳根后缘直上入发际 2 寸，率谷后 0.5 寸处（图 12-2）	中医病症：①头痛，耳鸣，耳聋，牙龈肿痛；②癫病 西医疾病：①头痛，癫痫；②牙龈炎，耳鸣，耳聋，甲状腺肿大	平刺 0.5~0.8 寸
浮白 Fúbái （GB 10）	在头部，当耳后乳突的后上方，天冲与完骨的弧形连线的中 1/3 与上 1/3 交点处（图 12-2）	中医病症：①头痛，耳鸣，耳聋，目痛；②瘿气 西医疾病：①头痛，牙痛，耳鸣，耳聋，甲状腺肿大；②支气管炎，扁桃体炎；③脑血管病后遗症	平刺 0.5~0.8 寸
头窍阴 Tóuqiàoyīn （GB 11）	在头部，当耳后乳突的后上方，天冲与完骨的中 1/3 与下 1/3 交点处（图 12-2）	中医病症：①耳鸣，耳聋；②头痛，眩晕，颈项强痛 西医疾病：①头痛，三叉神经痛，四肢痉挛抽搐；②喉炎，神经性耳聋，耳鸣，甲状腺肿；③脑血管病，胸痛，支气管炎	平刺 0.5~0.8 寸
完骨 Wángǔ （GB 12）	在头部，当耳后乳突的后下方凹陷处（图 12-2）	中医病症：①头痛，颈项强痛，不寐；②齿痛，口喎，口噤不开，颊肿；③癫痫，疟疾 西医疾病：①头痛，失眠，癫痫，面神经麻痹，失语；②腮腺炎，牙龈炎，中耳炎，扁桃体炎，口唇肌肉萎缩，牙痛	直刺 0.5~0.8 寸

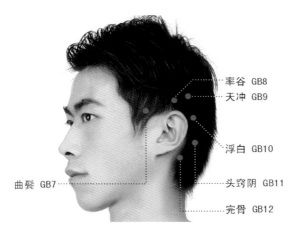

率谷 GB8
天冲 GB9
浮白 GB10
曲鬓 GB7
头窍阴 GB11
完骨 GB12

图 12-2

第十二章　足少阳胆经经穴

穴位	定位	主治	操作
本神 Běnshén （GB 13）	在头部，当前发际上 0.5 寸，神庭旁开 3 寸，神庭与头维连线的内 2/3 与外 1/3 的交点处（图 12-3）	中医病症：①头痛，眩晕，目赤肿痛；②癫痫，小儿惊风，中风昏迷 西医疾病：①神经性头痛，眩晕，癫痫；②胸胁痛，脑卒中，脑血管病后遗症	平刺 0.3~0.5 寸
阳白 Yángbái （GB 14）	在前额部，当瞳孔直上，眉上 1 寸（图 12-3）	中医病症：①头痛，眩晕；②视物模糊，目痛，眼睑下垂，面瘫 西医疾病：①眼科疾病；②面神经麻痹或面肌痉挛，眶上神经痛等	平刺 0.3~0.5 寸
头临泣 Tóulínqì （GB 15）	在头部，当瞳孔直上入前发际 0.5 寸，神庭与头维连线的中点处（图 12-3）	中医病症：①头痛，目眩，流泪，鼻塞，鼻渊；②小儿惊风，癫病 西医疾病：①头痛，小儿高热惊厥；②角膜白斑，急、慢性结膜炎，屈光不正；③急性脑血管病	平刺 0.3~0.5 寸
目窗 Mùchuāng （GB 16）	在头部，当前发际上 1.5 寸，头正中线旁开 2.25 寸（图 12-3）	中医病症：①目赤肿痛，青盲，视物模糊，鼻塞；②头痛，眩晕，小儿惊痫 西医疾病：①神经性头痛，眩晕；②结膜炎，视力减退，牙痛；③感冒	平刺 0.3~0.5 寸
正营 Zhèngyíng （GB 17）	在头部，当前发际上 2.5 寸，头正中线旁开 2.25 寸（图 12-4）	中医病症：①头痛，眩晕，项强；②齿痛，唇强 西医疾病：①牙痛，视神经萎缩；②呕吐	平刺 0.3~0.5 寸
承灵 Chénglíng （GB 18）	在头部，当前发际上 4.0 寸，头正中线旁开 2.25 寸（图 12-4）	中医病症：①头痛，眩晕；②目痛，鼻塞，鼻衄 西医疾病：头痛，感冒，鼻炎，鼻出血，发热	平刺 0.3~0.5 寸
脑空 Nǎokōng （GB 19）	在头部，当枕外隆凸的上缘外侧，头正中线旁开 2.25 寸，平脑户（图 12-5）	中医病症：①头痛，耳鸣，目眩，颈项强痛；②癫狂痫，惊悸 西医疾病：①感冒，支气管哮喘；②癫痫，精神病，头痛；③耳鸣，鼻炎，鼻出血；④肩颈部肌痉挛	平刺 0.3~0.5 寸

足少阳胆经经穴

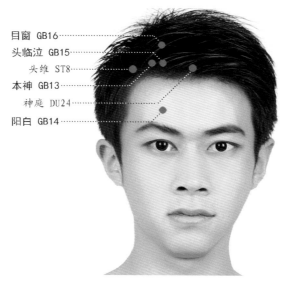

目窗 GB16
头临泣 GB15
头维 ST8
本神 GB13
神庭 DU24
阳白 GB14

图 12-3

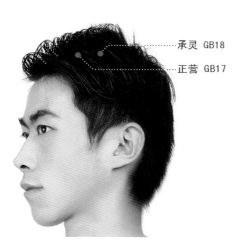

承灵 GB18
正营 GB17

图 12-4

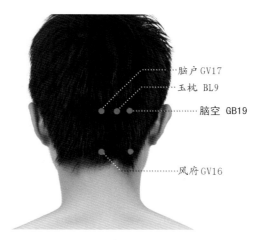

脑户 GV17
玉枕 BL9
脑空 GB19
风府 GV16

图 12-5

第十二章　足少阳胆经经穴

穴位	定位	主治	操作
风池 Fēngchí （GB 20）	在项部，当枕骨之下，与风府相平，胸锁乳突肌与斜方肌上端之间的凹陷处（图12-6）	中医病症：①头痛，眩晕，不寐，癫病，中风；②目赤肿痛，视物不明，鼻塞，鼻衄，鼻渊，耳鸣，咽喉肿痛，落枕；③感冒，热病，颈项强痛 西医疾病：①高血压，脑动脉硬化，无脉症；②电光性眼炎，视网膜出血，视神经萎缩，鼻炎，耳聋，耳鸣，甲状腺肿大，吞咽困难；③癫痫，失眠；④肩周炎，脑血管病后遗症，足跟痛	向鼻尖方向斜刺0.8~1.2寸
肩井 Jiānjǐng （GB 21）	在肩上，前直乳中，当大椎与肩峰端连线的中点上（图12-7）	中医病症：①落枕，头痛，眩晕，颈项强痛，肩背疼痛，上肢不遂，瘰疬；②乳痈，乳汁少，难产，胞衣不下 西医疾病：①高血压；②神经衰弱，副神经麻痹；③乳腺炎，功能性子宫出血；④颈项肌痉挛，脑血管病后遗症，小儿麻痹后遗症	直刺0.3~0.5寸，切忌深刺，捣刺。孕妇禁用
渊腋 Yuānyè （GB 22）	在侧胸部，举臂，当腋中线上，腋下3寸，第4肋间隙中（图12-8）	中医病症：①胸满，胁痛；②上肢痹痛 西医疾病：①胸肌痉挛，肋间神经痛；②胸膜炎，颈及腋下淋巴结炎	平刺0.5~0.8寸
辄筋 Zhéjīn （GB 23）	在侧胸部，渊腋前1寸，平乳头，第4肋间隙中（图12-8）	中医病症：①胸满，胁痛，腋肿；②呕吐，吞酸；③气喘 西医疾病：①胸膜炎，支气管哮喘；②肋间神经痛，神经衰弱，四肢痉挛抽搐；③呕吐	平刺0.3~0.5寸
日月 Rìyuè （GB 24）	在上腹部，当乳头直下，第7肋间隙，前正中线旁开4寸（图12-9）	中医病症：①黄疸，呕吐，吞酸，呃逆，胃脘痛；②胁肋胀痛 西医疾病：①黄疸，膈肌痉挛，胃及十二指肠溃疡，急、慢性肝炎，胆囊炎；②肋间神经痛	斜刺或平刺0.5~0.8寸
京门 Jīngmén （GB 25）	在侧腰部，章门后1.8寸，当第12肋骨游离端的下方（图12-10）	中医病症：①小便不利，水肿；②腹胀，泄泻，肠鸣，呕吐；③腰痛，胁痛 西医疾病：①肾炎，疝痛，尿石症；②肋间神经痛，腰背肌劳损，肠炎	直刺0.5~1.0寸

足少阳胆经经穴

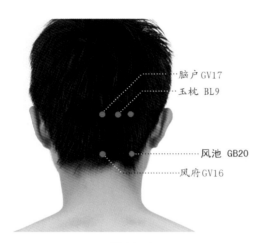

脑户 GV17
玉枕 BL9
风池 GB20
风府 GV16

图 12-6

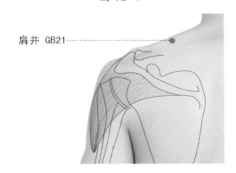

肩井 GB21

图 12-7

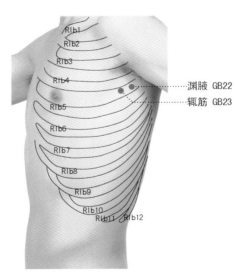

Rib1
Rib2
Rib3
Rib4
渊腋 GB22
Rib5   辄筋 GB23
Rib6
Rib7
Rib8
Rib9
Rib10
Rib11 Rib12

图 12-8

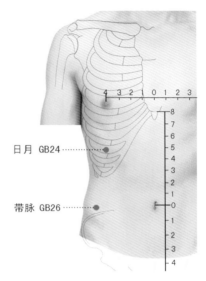

日月 GB24
带脉 GB26

图 12-9

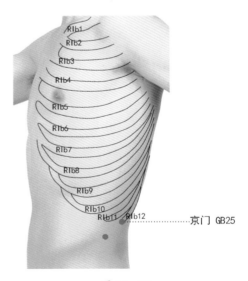

Rib1
Rib2
Rib3
Rib4
Rib5
Rib6
Rib7
Rib8
Rib9
Rib10
Rib11 Rib12   京门 GB25

图 12-10

第十二章　足少阳胆经经穴

穴位	定位	主治	操作
带脉 Dàimài （GB 26）	在侧腹部，章门下1.8寸，当第11肋骨游离端下方垂线与脐水平线的交点上（图12-11）	中医病症：①带下，月经不调，阴挺，经闭，疝气，小腹痛；②胁痛，腰痛 西医疾病：①功能性子宫出血，闭经，子宫内膜炎，附件炎，盆腔炎，子宫脱垂，阴道炎；②膀胱炎，睾丸炎；③腰痛，下肢无力等	直刺0.8~1.0寸
五枢 Wǔshū （GB 27）	在侧腹部，当髂前上棘的前方，横平脐下3寸处（图12-12）	中医病症：①腹痛，便秘；②带下，月经不调，阴挺，疝气 西医疾病：①子宫内膜炎，阴道炎；②疝痛，睾丸炎；③腰痛，便秘	直刺1.0~1.5寸
维道 Wéidào （GB 28）	在侧腹部，当髂前上棘的前下方，五枢前下0.5寸（图12-12）	中医病症：①少腹痛，便秘，肠痈；②阴挺，带下，疝气，月经不调 西医疾病：①妇科系统疾病，如子宫内膜炎，附件炎，盆腔炎，子宫脱垂；②肠炎，阑尾炎，习惯性便秘；③肾炎，髋关节疼痛	直刺1.0~1.5寸
居髎 Jūliáo （GB 29）	在髋部，当髂前上棘与股骨大转子最凸点连线的中点处（图12-12）	中医病症：①腰痛，下肢痿痹；②月经不调，疝气 西医疾病：①阑尾炎，胃痛，下腹痛；②睾丸炎，肾炎，膀胱炎；③子宫内膜炎，白带多；④腰痛，腿痛，髋关节及周围软组织诸疾病等	直刺1.0~1.5寸。可灸
环跳 Huántiào （GB 30）	在股外侧部，侧卧屈股，当股骨大转子最凸点与骶管裂孔连线的外1/3与中1/3交点处（图12-12）	中医病症：下肢痿痹，半身不遂，腰腿痛 西医疾病：①坐骨神经痛，下肢麻痹，脑血管病后遗症，腰痛，腿痛，髋关节及周围软组织疾病；②感冒，神经衰弱，风疹，湿疹	直刺2.0~3.0寸
风市 Fēngshì （GB 31）	在股部，髌底上7寸。直立垂手，掌心贴于大腿时，中指尖所指凹陷中，髂胫束后缘（图12-12）	中医病症：①腰腿痛，下肢痿痹；②头痛，眩晕，遍身瘙痒，脚气 西医疾病：①下肢瘫痪，膝关节炎，腰痛，腿痛；②头痛，眩晕，耳鸣，坐骨神经痛，股外侧皮神经炎，小儿麻痹后遗症；③荨麻疹等	直刺1.0~2.0寸

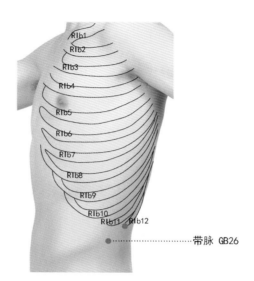

图 12-11

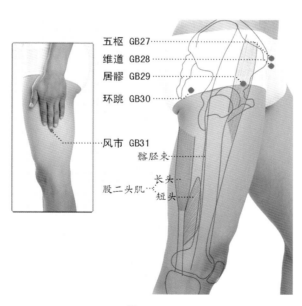

五枢 GB27

维道 GB28

居髎 GB29

环跳 GB30

风市 GB31

髂胫束

股二头肌

长头

短头

图 12-12

第十二章　足少阳胆经经穴

穴位	定位	主治	操作
中渎 Zhōngdú （GB 32）	在股部，腘横纹上7寸，髂胫束后缘（图12-13）	中医病症：下肢痿痹，半身不遂，脚气 西医疾病：下肢麻痹，坐骨神经痛，膝关节炎，腓肠肌痉挛	直刺1.0~2.0寸
膝阳关 Xīyángguān （GB 33）	在膝外侧，当阳陵泉上3寸，股骨外上髁上方的凹陷处（图12-13）	中医病症：半身不遂，膝髌肿痛挛急，小腿麻木，脚气 西医疾病：①膝关节炎，下肢瘫痪，膝关节及周围软组织疾患；②股外侧皮神经麻痹，坐骨神经痛	直刺1.0~1.5寸
阳陵泉 Yánglíngquán （GB 34）	在小腿外侧，当腓骨头前下方凹陷处（图12-14）	中医病症：①黄疸，口苦，呕吐，胁肋疼痛；②下肢痿痹，膝髌肿痛，脚气，落枕，肩痛；③小儿惊风 西医疾病：①膝关节炎及周围软组织疾病，下肢瘫痪，踝扭伤，肩周炎，腰扭伤，臀部肌内注射后疼痛；②肝炎，胆结石，胆绞痛，胆道蛔虫病，习惯性便秘；③高血压，肋间神经痛	直刺1.0~1.5寸
阳交 Yángjiāo （GB 35）	在小腿外侧，当外踝尖上7寸，腓骨后缘（图12-15）	中医病症：①胸胁胀满；②下肢痿痹；③癫狂 西医疾病：腓浅神经疼痛或麻痹，坐骨神经痛，癫痫，精神病	直刺1.0~1.5寸
外丘 Wàiqiū （GB 36）	在小腿外侧，当外踝尖上7寸，腓骨前缘，平阳交（图12-15）	中医病症：①胸胁胀满；②颈项强痛，下肢痿痹；③癫狂；④狂犬伤毒不出 西医疾病：①腓神经痛，下肢麻痹，癫痫；②踝关节周围软组织疾病	直刺1.0~1.5寸
光明 Guāngmíng （GB 37）	在小腿外侧，当外踝尖上5寸，腓骨前缘（图12-15）	中医病症：①目痛，夜盲症，目视不明；②乳房胀痛，乳汁少 西医疾病：①睑缘炎，屈光不正，夜盲，视神经萎缩；②偏头痛，精神病；③膝关节炎，腰扭伤	直刺1.0~1.5寸
阳辅 Yángfǔ （GB 38）	在小腿外侧，当外踝尖上4寸，腓骨前缘稍前方（图12-15）	中医病症：①偏头痛，目外眦痛，咽喉肿痛；②腋下肿痛，胸胁胀痛，瘰疬；③下肢痿痹，脚气，恶寒发热 西医疾病：①半身不遂，下肢麻痹，膝关节炎，腰痛；②偏头痛，坐骨神经痛；③颈淋巴结核，颈淋巴结炎，扁桃体炎	直刺0.8~1.2寸

足少阳胆经经穴

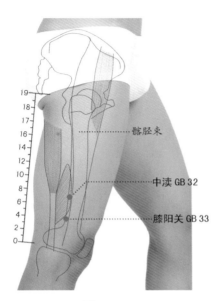

图 12-13

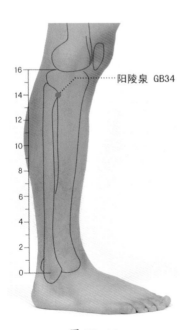

图 12-14

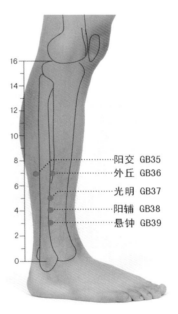

图 12-15

第十二章　足少阳胆经经穴

穴位	定位	主治	操作
悬钟 Xuánzhōng （GB 39）	在小腿外侧，当外踝尖上3寸，腓骨前缘（图12-16）	中医病症：①颈项强痛，落枕，偏头痛，咽喉肿痛；②胸胁胀痛；③痔疾，便秘；④中风后遗症，下肢痿痹，脚气 西医疾病：①下肢麻痹，踝关节及周围软组织疾病，脊髓炎，腰扭伤；②头痛，扁桃体炎，鼻炎，鼻出血	直刺0.5~0.8寸
丘墟 Qiūxū （GB 40）	在足外踝的前下方，当趾长伸肌腱的外侧凹陷处（图12-17）	中医病症：①胸胁胀痛；②下肢痿痹，外踝肿痛，脚气 西医疾病：①踝关节及周围软组织疾病，腓肠肌痉挛；②坐骨神经痛，肋间神经痛；③胆囊炎，胆绞痛，腋下淋巴结炎；④疟疾	直刺0.5~0.8寸
足临泣 Zúlínqì （GB 41）	在足背外侧，第4、5跖骨底结合部的前方，趾长伸肌腱的外侧凹陷处（图12-17）	中医病症：①偏头痛，眩晕，目赤肿痛，目眩，目涩；②乳痈，乳胀，月经不调；③胁肋疼痛，足跗肿痛；④瘰疬，疟疾 西医疾病：①胎位不正，乳腺炎，退乳；②头痛，眩晕，瘫痪，足跟痛，间歇热，呼吸困难	直刺0.3~0.5寸
地五会 Dìwǔhuì （GB 42）	在足背外侧，当足4趾本节（第4趾跖关节）的后方，第4、5跖骨之间，小趾伸肌腱的内侧缘（图12-17）	中医病症：①头痛，目赤，耳鸣；②乳痈，乳胀；③胁肋胀痛，足跗肿痛 西医疾病：①结膜炎；②腰肌劳损，足扭伤；③肺结核，吐血，腋淋巴结炎	直刺0.3~0.5寸
侠溪 Xiáxī （GB 43）	在足背外侧，当第4、5趾间，趾蹼缘后方赤白肉际处（图12-17）	中医病症：①头痛，眩晕，目赤肿痛，耳鸣，耳聋；②胸胁疼痛，乳痈；③热病 西医疾病：①下肢麻痹，坐骨神经痛，肋间神经痛，偏头痛；②耳鸣，耳聋，高血压；③腋淋巴结炎，咯血，乳腺炎	直刺0.3~0.5寸
足窍阴 Zúqiàoyīn （GB 44）	在足第4趾末节外侧，距趾甲角0.1寸（指寸）（图12-17）	中医病症：①目赤肿痛，耳鸣，耳聋，咽喉肿痛；②头痛，不寐，多梦；③胁痛，足跗肿痛；④热病 西医疾病：①神经性头痛，神经衰弱，肋间神经痛；②高血压，脑血管病后遗症；③结膜炎，耳聋，耳鸣；④支气管哮喘，胸膜炎	浅刺0.1~0.2寸，或点刺出血

足少阳胆经经穴

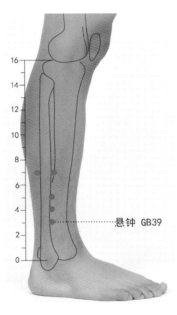

图 12-16

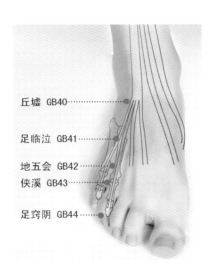

图 12-17

足少阳胆经经穴歌

少阳足经瞳子髎，四十四穴行迢迢，

听会上关颔厌集，悬颅悬厘曲鬓翘，

率谷天冲浮白次，窍阴完骨本神邀，

阳白临泣目窗辟，正营承灵脑空摇，

风池肩井渊腋部，辄筋日月京门标，

带脉五枢维道接，居髎环跳风市招，

中渎阳关阳陵泉，阳交外丘光明宵，

阳辅悬钟丘墟外，临泣地五侠溪豪，

足窍阴穴何处觅，第四趾外爪甲瞧。

第十三章　足厥阴肝经经穴

穴位	定位	主治	操作
大敦 Dàdūn （LR 1）	在足大趾末节外侧，距趾甲角0.1寸（指寸）（图13-1）	中医病症：①疝气，遗尿，癃闭，经闭，崩漏，月经不调，阴挺；②癫病 西医疾病：①精神神经系统疾病，如昏迷，脑血管意外，癫痫；②膀胱炎，前列腺炎，睾丸炎，尿失禁，精索神经痛，腹股沟嵌顿疝；③功能性子宫出血，子宫脱垂；④糖尿病，便秘，下肢瘫痪	浅刺0.1~0.2寸，或点刺出血
行间 Xíngjiān （LR 2）	在足背侧，当第1、2趾间，趾蹼缘的后方赤白肉际处（图13-1）	中医病症：①头痛，不寐，目眩，目赤肿痛，青盲，口㖞；②月经过多，崩漏，痛经，经闭，带下，疝气，小便不利，尿痛；③中风，小儿惊风，癫病；④胁肋疼痛，急躁易怒，黄疸 西医疾病：①功能性子宫出血，痛经；②睾丸炎，膀胱炎，遗尿，尿潴留；③神经衰弱，精神分裂症，癫痫，癔症，神经症，失眠，脑血管意外；④胃炎，肠炎，消化不良，便秘	直刺0.5~0.8寸
太冲 Tàichōng （LR 3）	在足背侧，当第1跖骨间隙的后方凹陷处（图13-1）	中医病症：①头痛，眩晕，目赤肿痛，口㖞，青盲，咽喉干痛，耳鸣，耳聋；②月经不调，崩漏，疝气，遗尿；③癫病，小儿惊风，中风；④胁痛，抑郁，急躁易怒；⑤下肢痿痹 西医疾病：①癫痫，癔症，神经症，头痛，失眠，眶上神经痛，三叉神经痛，面神经麻痹，面肌痉挛，膈肌痉挛，肋间神经痛，腰骶神经根炎；②高血压，心绞痛；③结膜炎，角膜炎，视神经炎，青光眼，鼻炎，鼻出血，咽炎，喉炎；④胃炎，肠炎，肝炎；⑤尿路感染，尿失禁，睾丸炎；⑥功能性子宫出血，乳腺炎；⑦扁桃体炎，颈部淋巴结炎，甲状腺功能亢进	直刺0.5~1寸
中封 Zhōngfēng （LR 4）	在足背侧，当足内踝前，商丘与解溪连线之间，胫骨前肌腱的内侧凹陷处（图13-1）	中医病症：①疝气，腹痛，小便不利，遗精；②下肢痿痹，足踝肿痛 西医疾病：①疝，遗精，尿道炎等；②腰肌劳损，局部软组织损伤等	直刺0.5~0.8寸

足厥阴肝经经穴

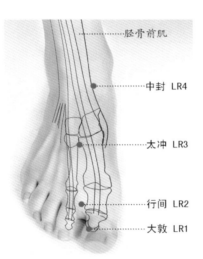

胫骨前肌

中封 LR4

太冲 LR3

行间 LR2

大敦 LR1

图 13-1

第十三章　足厥阴肝经经穴

穴位	定位	主治	操作
蠡沟 Lígōu （LR 5）	在小腿内侧，当足内踝尖上5寸，胫骨内侧面的中央（图13-2）	中医病症：①睾丸肿痛，阳强挺长，外阴瘙痒，小便不利，遗精，阳痿，遗尿，月经不调，带下；②足胫疼痛 西医疾病：①膀胱炎，尿道炎，睾丸炎，阴囊湿疹，遗精，阳痿，性功能亢进，尿潴留；②子宫内膜炎，功能性子宫出血，宫颈糜烂；③精神病，脊髓炎；④心动过速	平刺0.5~0.8寸
中都 Zhōngdū （LR 6）	在小腿内侧，当足内踝尖上7寸，胫骨内侧面的中央（图13-2）	中医病症：①疝气，崩漏，月经不调，恶露不尽；②腹痛，泄泻；③胁痛，下肢痿痹 西医疾病：①急性肝炎，肠炎；②功能性子宫出血，盆腔炎；③下肢麻痹疼痛，膝关节炎；④喉炎	平刺0.5~0.8寸
膝关 Xīguān （LR 7）	在小腿内侧，当胫骨内上髁的后下方，阴陵泉后1寸，腓肠肌内侧头的上部（图13-2）	中医病症：膝股疼痛，下肢痿痹 西医疾病：痛风，髌骨软骨炎，髌上滑囊炎，风湿性及类风湿关节炎	直刺1~1.5寸
曲泉 Qūquán （LR 8）	在膝内侧，屈膝，当膝关节内侧面横纹内侧端，股骨内侧髁的后缘，半腱肌、半膜肌止端的前缘凹陷处（图13-2）	中医病症：①小腹痛，小便不利，淋证，癃闭；②月经不调，痛经，带下，阴挺，阴痒，遗精，阳痿；③膝股疼痛 西医疾病：①肝炎，肠炎，痢疾；②子宫脱垂，阴道炎，子宫收缩不全；③膝关节及周围软组织疾患；④前列腺炎，肾炎，腹股沟疝，遗精，阳痿，尿潴留	直刺0.8~1寸
阴包 Yīnbāo （LR 9）	在大腿内侧，当股骨内上髁上4寸，股薄肌与缝匠肌之间（图13-3）	中医病症：①月经不调，遗尿，小便不利；②腰骶引小腹痛 西医疾病：①盆腔炎，尿潴留，尿失禁；②腰肌劳损，骶髂关节炎，腹股沟淋巴结炎	直刺1~2寸
足五里 Zúwǔlǐ （LR 10）	在大腿内侧，当气冲直下3寸，大腿根部，耻骨结节的下方，长收肌的外缘（图13-3）	中医病症：小便不利，小腹胀痛，遗尿，带下，阴囊湿痒，阴挺 西医疾病：①尿潴留，尿失禁，阴囊湿痒，阴囊肿炎，睾丸炎；②胃炎，胃下垂	直刺1~1.5寸

足厥阴肝经经穴

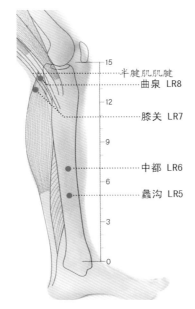

半腱肌肌腱
曲泉 LR8
膝关 LR7
中都 LR6
蠡沟 LR5

图 13-2

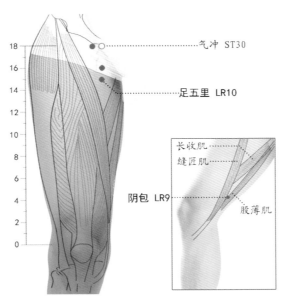

气冲 ST30
足五里 LR10
长收肌
缝匠肌
阴包 LR9
股薄肌

图 13-3

穴位	定位	主治	操作
阴廉 Yīnlián （LR 11）	在大腿内侧，当气冲直下2寸，大腿根部，耻骨结节的下方，长收肌的外缘（图13-4）	中医病症：月经不调，带下，小腹胀痛 西医疾病：月经不调，痛经	直刺1~2寸
急脉 Jímài （LR 12）	在耻骨结节的外侧，当气冲外下方腹股沟股动脉搏动处，前正中线旁2.5寸（图13-4）	中医病症：疝气，少腹痛，阴挺，阴茎痛，外阴肿痛 西医疾病：①睾丸炎，尿道炎等；②子宫脱垂，肠痉挛	避开动脉，直刺0.5~0.8寸
章门 Zhāngmén （LR 13）	在侧腹部，当第11肋游离端的下方（图13-5）	中医病症：①腹胀，泄泻，痞块；②胁痛，黄疸 西医疾病：①肝、脾大，肝炎，肠炎，腹胀，消化不良，腹膜炎，黄疸；②高血压	直刺0.8~1寸
期门 Qīmén （LR 14）	在胸部，当乳头直下，第6肋间隙，前正中线旁开4寸（图13-5）	中医病症：①胸胁胀痛；②腹胀，呃逆，吐酸；③乳痈，抑郁 西医疾病：①肋间神经痛；②肝炎，肝大，胆囊炎，胃肠神经症，腹膜炎；③胸膜炎，心肌炎，高血压	斜刺0.5~0.8寸

足厥阴肝经经穴歌

一十四穴足厥阴，大敦行间太冲侵，

中封蠡沟中都近，膝关曲泉阴包临，

五里阴廉急脉穴，章门常对期门深。

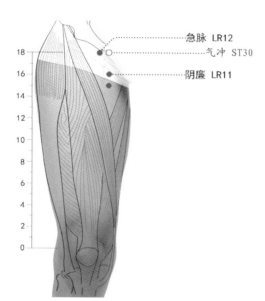

急脉 LR12
气冲 ST30
阴廉 LR11

18
16
14
12
10
8
6
4
2
0

图 13-4

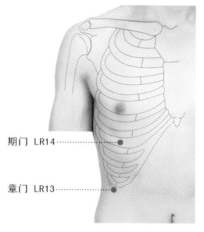

期门 LR14
章门 LR13

图 13-5

足厥阴肝经经穴

第十四章　督脉经穴

穴位	定位	主治	操作
长强 Chángqiáng （GV 1）	在尾骨端下，当尾骨端与肛门连线的中点处。胸膝位或侧卧位取之（图14-1）	中医病症：①痔疾，脱肛，泄泻，遗尿，便秘，遗精，阳痿；②癫狂痫，瘛疭；③腰痛，尾骶骨痛 西医疾病：①慢性肠炎，痢疾，便秘，痔，脱肛；②癫痫，精神分裂症；③遗尿，尿潴留，阴囊湿疹，遗精，阳痿，女性外阴瘙痒；④腰痛，尾骶部疼痛	斜刺，针尖向上与骶骨平行刺入0.5~1.0寸，不得刺穿直肠，以防感染。慎灸
腰俞 Yāoshù （GV 2）	在骶部，当后正中线上，适对骶管裂孔（图14-2）	中医病症：①腰脊强痛，下肢痿痹，阳痿，遗精；②月经不调，痔疾，脱肛，便秘；③癫病 西医疾病：①尿路感染，尿失禁，阳痿，遗精；②盆腔炎，脱肛，痔，癫痫，腰骶神经痛，下肢麻痹	向上斜刺0.5~1寸。可灸
腰阳关 Yāoyángguān （GV 3）	在腰部，当后正中线上，第4腰椎棘突下凹陷中。两髂嵴最高点连线的中点下方凹陷处（图14-2）	中医病症：①腰骶疼痛，下肢痿痹；②月经不调，带下，遗精，阳痿 西医疾病：①腰骶部疼痛，坐骨神经痛，脊柱炎，下肢瘫痪，膝关节炎；②慢性肠炎，痢疾，遗精，阳痿	直刺0.5~1寸。可灸
命门 Mìngmén （GV 4）	在腰部，当后正中线上，第2腰椎棘突下凹陷中（图14-2）	中医病症：①腰痛，下肢痿痹；②遗精，阳痿，早泄，月经不调，赤白带下，遗尿，尿频；③泄泻，疝气，耳鸣，不寐 西医疾病：①肾炎，遗尿，遗精，阳痿；②月经不调，子宫内、外膜炎，盆腔炎，痛经；③急性腰扭伤，腰肌劳损，坐骨神经痛，脊柱炎，小儿麻痹后遗症；④痔，耳鸣，失眠	直刺0.5~1寸。可灸
悬枢 Xuánshū （GV 5）	在腰部，当后正中线上，第1腰椎棘突下凹陷中（图14-2）	中医病症：①腹痛，泄泻，肠鸣；②腰脊强痛 西医疾病：①肠炎，痢疾，消化不良，脱肛；②腰肌劳损，脊柱炎	直刺0.5~1寸。可灸
脊中 Jǐzhōng （GV 6）	在背部，当后正中线上，第11胸椎棘突下凹陷中（图14-2）	中医病症：①泄泻，脱肛，痔疾，黄疸，小儿疳积；②癫病；③腰脊强痛 西医疾病：①胃、肠炎，痢疾，小儿消化不良，肝炎，痔，脱肛；②癫痫，腰背痛	斜刺0.5~1寸。可灸

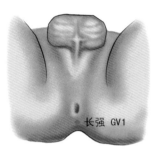

图 14-1

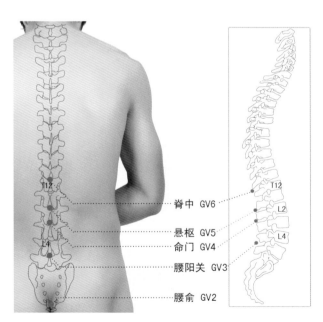

图 14-2

第十四章　督脉经穴

穴位	定位	主治	操作
中枢 Zhōngshū （GV 7）	在背部，当后正中线上，第10胸椎棘突下凹陷中（图14-3）	中医病症：①胃痛，呕吐，黄疸，腹满；②腰背疼痛 西医疾病：①胃炎，胆囊炎；②腰肌劳损	斜刺0.5~1寸。可灸
筋缩 Jīnsuō （GV 8）	在背部，当后正中线上，第9胸椎棘突下凹陷中（图14-3）	中医病症：①脊强；②癫病，抽搐；③胃痛 西医疾病：①癫痫，癔症，神经衰弱，肋间神经痛；②肝炎，胆囊炎，胸膜炎，腰背痛	斜刺0.5~1寸。可灸
至阳 Zhìyáng （GV 9）	在背部，当后正中线上，第7胸椎棘突下凹陷中（图14-3）	中医病症：①黄疸，胸胁胀痛，身热；②咳嗽，气喘；③胃痛，脊背强痛 西医疾病：①支气管炎，支气管哮喘，胸膜炎；②急性胃炎，肝炎，胆囊炎，胆道蛔虫病，疟疾；③冠心病，肋间神经痛	斜刺0.5~1寸。可灸
灵台 Língtái （GV 10）	在背部，当后正中线上，第6胸椎棘突下凹陷中（图14-3）	中医病症：①疔疮；②气喘，咳嗽；③胃痛，脊背强痛 西医疾病：①支气管炎，支气管哮喘；②胃炎，胆道蛔虫病；③丹毒，蜂窝织炎	斜刺0.5~1寸。可灸
神道 Shéndào （GV 11）	在背部，当后正中线上，第5胸椎棘突下凹陷中（图14-3）	中医病症：①心悸，健忘，小儿惊风；②咳嗽，脊背强痛 西医疾病：①癫痫，小儿惊厥，脑血管意外，神经症，肋间神经痛；②冠心病，心绞痛，心律失常，心悸；③疟疾	斜刺0.5~1寸。可灸
身柱 Shēnzhù （GV 12）	在背部，当后正中线上，第3胸椎棘突下凹陷中（图14-4）	中医病症：①咳嗽，气喘；②身热，癫病；③脊背强痛 西医疾病：①支气管炎，支气管哮喘，肺炎，肺结核，百日咳；②癫痫，癔症，精神分裂症，小儿惊厥，神经衰弱	斜刺0.5~1寸。可灸
陶道 Táodào （GV 13）	在背部，当后正中线上，第1胸椎棘突下凹陷中（图14-4）	中医病症：①热病，骨蒸潮热，疟疾；②头痛，眩晕，脊强；③癫狂病 西医疾病：①流行性感冒；②头痛，眩晕，神经衰弱，癫痫，精神分裂症，小儿麻痹后遗症；③发热，疟疾，荨麻疹，颈项、肩胛部肌肉痉挛	斜刺0.5~1寸。可灸

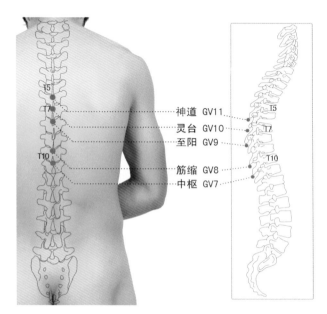

图 14-3

神道　GV11
灵台　GV10
至阳　GV9
筋缩　GV8
中枢　GV7

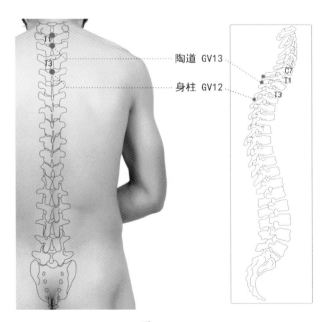

图 14-4

陶道　GV13
身柱　GV12

第十四章 督脉经穴

穴位	定位	主治	操作
大椎 Dàzhuī （GV 14）	在后正中线上，第7颈椎棘突下凹陷中（图14-5）	中医病症：①热病，疟疾，骨蒸潮热，咳嗽，喘逆，中暑；②小儿惊风，癫狂痫证；③畏寒，风疹，头项强痛，落枕 西医疾病：①上呼吸道感染，支气管炎，支气管哮喘，肺结核，肺气肿，扁桃体炎；②精神病，癫痫，小儿惊厥，癔症，脑血管病后遗症；③肝炎，呕吐，黄疸，小儿消化不良；④鼻出血，牙龈炎，老年初期白内障，颈椎病	斜刺0.5~1寸，可灸，也可刺络放血
哑门 Yǎmén （GV 15）	在项部，当后发际正中直上0.5寸，第1颈椎下（图14-6）	中医病症：①舌强不语，暴喑，重舌；②癫狂痫；③头痛，项强，中风 西医疾病：①脑血管意外，癫痫，癔症，精神病，头痛，脑膜炎，脊髓炎，大脑发育不全；②聋哑，声音嘶哑，喉炎，舌肌麻痹，鼻出血；③颈部软组织损伤，颈椎综合征	伏案正坐位，使头微前倾，项肌放松，向下颌方向缓慢刺入0.5~1寸
风府 Fēngfǔ （GV 16）	在项部，当后发际正中直上1寸，枕外隆凸直下，两侧斜方肌之间凹陷中（图14-6）	中医病症：①头痛，眩晕，项强，中风不语，半身不遂，癫狂痫；②咽喉肿痛，目痛，鼻衄 西医疾病：①癫痫，精神病，癔症，脑血管意外及后遗症，神经性头痛；②急、慢性支气管炎，上呼吸道感染，支气管哮喘，咽喉炎；③高血压，聋哑，颈椎病，项背肌损伤	伏案正坐位，使头微前倾，项肌放松，向下颌方向缓慢刺入0.5~1寸。针尖不可向上，以免刺入枕骨大孔，误伤延髓。可灸
脑户 Nǎohù （GV 17）	在头部，后发际正中直上2.5寸，风府上1.5寸，枕外隆凸的上缘凹陷处（图14-6）	中医病症：①头重，头痛，眩晕，项强；②癫病，瘈疭 西医疾病：①头痛，脑出血，癫痫，癔症，功能性失语；②结膜炎，视神经炎	平刺0.5~1寸。可灸
强间 Qiángjiān （GV 18）	在头部，当后发际正中直上4寸（脑户上1.5寸）（图14-6）	中医病症：①头痛，目眩，颈项强痛，落枕，小儿惊风；②癫狂痫，不寐 西医疾病：①神经性头痛，癔症；②高血压，颈椎病	平刺0.5~0.8寸。可灸

督脉经穴

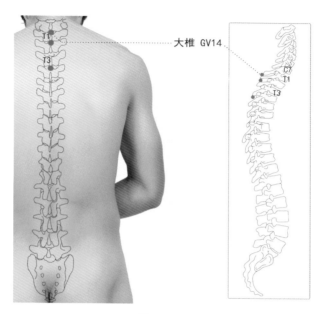

图 14-5

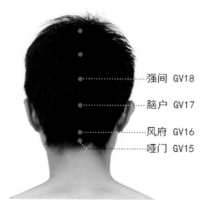

图 14-6

第十四章　督脉经穴

穴位	定位	主治	操作
后顶 Hòudǐng （GV 19）	在头部，当后发际正中直上 5.5 寸（脑户上 3 寸）（图 14-7）	中医病症：①头痛，项强，不寐，眩晕；②癫狂痫 西医疾病：①神经性头痛，癫痫，失眠，癔症；②上呼吸道感染	平刺0.5~0.8寸。可灸
百会 Bǎihuì （GV 20）	在头部，当前发际正中直上 5 寸，或两耳尖连线的中点处（图 14-8）	中医病症：①头痛，眩晕，中风不语，癫狂痫；②不寐，耳鸣，耳聋，健忘；③脱肛，阴挺，泄泻 西医疾病：①头痛，脑血管意外及后遗症，癫痫，癔症，精神病，休克，失眠，神经衰弱；②痢疾，肠炎，脱肛；③高血压，子宫脱垂，耳鸣，耳聋，咽炎	平刺0.5~0.8寸。可灸
前顶 Qiándǐng （GV 21）	在头部，当前发际正中直上 3.5 寸（百会前 1.5 寸）（图 14-8）	中医病症：①头痛，眩晕，中风偏瘫，癫痫；②目赤肿痛，鼻渊 西医疾病：上呼吸道感染，鼻炎，高血压	平刺0.3~0.5寸。可灸
囟会 Xìnhuì （GV 22）	在头部，当前发际正中直上 2 寸（百会前 3 寸）（图 14-8）	中医病症：①头痛，眩晕，鼻渊，鼻衄，不寐，小儿惊风；②癫病 西医疾病：①神经性头痛，神经官能症，失眠；②鼻炎，鼻出血，嗅觉障碍；③上呼吸道感染，高血压	平刺0.3~0.5寸，小儿禁刺。可灸
上星 Shàngxīng （GV 23）	在头部，当前发际正中直上 1 寸（图 14-8）	中医病症：①鼻渊，鼻衄，头痛，眩晕，癫狂痫；②目赤肿痛，迎风流泪，面赤肿；③小儿惊风，疟疾，热病 西医疾病：①结膜炎，角膜炎，鼻出血，鼻炎；②头痛，眩晕，三叉神经痛	平刺0.5~0.8寸。可灸
神庭 Shénting （GV 24）	在头部，当前发际正中直上 0.5 寸（图 14-8）	中医病症：①头痛，眩晕，不寐，癫病；②目赤肿痛，流泪，鼻渊 西医疾病：①癫痫，精神病，神经官能症，癔症，脑血管意外及后遗症；②神经性呕吐，心动过速，感冒，鼻炎，结膜炎	平刺0.3~0.5寸。可灸

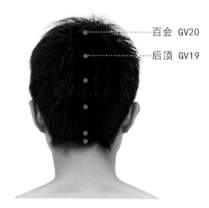

百会 GV20
后顶 GV19

图 14－7

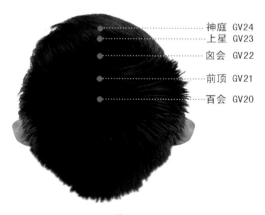

神庭 GV24
上星 GV23
囟会 GV22
前顶 GV21
百会 GV20

图 14－8

第十四章　督脉经穴

穴位	定位	主治	操作
素髎 Sùliáo （GV 25）	在面部，当鼻尖的正中央（图14-9）	中医病症：①鼻塞，鼻衄，鼻渊，目痛；②惊厥，昏迷，窒息 西医疾病：①休克，低血压，心动过缓；鼻炎，鼻出血	向上斜刺0.3~0.5寸，或点刺出血。不灸
水沟 Shuǐgōu （GV 26）	在面部，当人中沟的上1/3与中1/3交点处（图14-9）	中医病症：①昏厥，中风，抽搐，癫狂痫；②口㖞，唇肿，齿痛，鼻塞，鼻衄，牙关紧闭；③黄疸，消渴，遍身水肿；④脊膂强痛，闪挫腰痛 西医疾病：①癫痫，癔症，精神病，晕车；②鼻炎，鼻出血，面肌痉挛，面神经麻痹，面部蚁行感；③急性腰扭伤，糖尿病	向上斜刺0.3~0.5寸，或用指甲按掐。不灸
兑端 Duìduān （GV 27）	在面部，当上唇的尖端，人中沟下端的皮肤与唇的移行部（图14-9）	中医病症：①口㖞，齿龈肿痛，鼻塞，鼻衄；②昏迷，晕厥，癫病 西医疾病：①昏迷，癫痫，面神经麻痹，癔症；②鼻炎，鼻出血，口腔炎，牙龈炎	斜刺0.2~0.3寸。不灸
龈交 Yínjiāo （GV 28）	在上唇内，唇系带与上齿龈的相接处（图14-10）	中医病症：①齿龈肿痛，口㖞，口臭，齿衄，鼻渊，鼻塞；②癫狂，晕厥 西医疾病：①牙龈炎，鼻炎，鼻出血，角膜炎；②精神病，痔，急性腰扭伤	向上斜刺0.2~0.3寸。不灸
印堂 Yìntáng （GV 29）	在额部，当两眉头的中点处（图14-10）	中医病症：①头痛，眩晕，不寐，小儿惊风；②鼻塞，鼻渊，鼻衄，眉棱骨痛，目痛 西医疾病：①头痛，失眠，面神经麻痹，三叉神经痛，子痫；②结膜炎，睑缘炎，鼻炎，额窦炎，鼻出血；③高血压	提捏局部皮肤，从上向下平刺0.5~1.0寸，或用三棱针点刺出血

督脉经穴

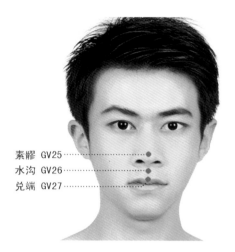

素髎 GV25
水沟 GV26
兑端 GV27

图 14-9

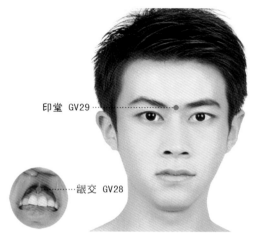

印堂 GV29
龈交 GV28

图 14-10

督脉经穴歌

督脉中行二十九，长强腰俞阳关密，

命门悬枢接脊中，中枢筋缩至阳逸，

灵台神道身柱长，陶道大椎颈椎七，

哑门风府脑户深，强间后顶百会率，

前顶囟会上星圆，神庭素髎人中居，

兑端开口唇中央，龈交唇内系带藏，

眉头之间印堂穴，督脉背头正中行。

第十五章　任脉经穴

穴位	定位	主治	操作
会阴 Huìyīn （CV 1）	在会阴部，男性当阴囊根部与肛门连线的中点，女性当大阴唇后联合与肛门连线的中点（图15-1）	中医病症：①小便不利，遗尿，遗精，阳痿，月经不调，阴痛，阴痒，痔疾，脱肛；②溺水，产后昏迷，癫狂 西医疾病：①昏迷，溺水窒息，呼吸衰竭，癫痫；②遗尿，遗精，尿道炎，前列腺炎，睾丸炎；③子宫脱垂，阴部湿疹，痔，脱肛	直刺0.5~1寸，孕妇慎用。可灸
曲骨 Qūgǔ （CV 2）	在下腹部，当前正中线上，耻骨联合上缘的中点处（图15-2）	中医病症：月经不调，痛经，带下，小便不利，遗尿，遗精，阳痿，阴囊湿疹 西医疾病：①尿路感染，尿潴留，前列腺炎，睾丸炎，遗精，阳痿；②痛经，宫颈糜烂	直刺0.5~1寸，内为膀胱，应在排尿后进行针刺。可灸。孕妇禁针
中极 Zhōngjí （CV 3）	在下腹部，前正中线上，当脐中下4寸（图15-2）	中医病症：癃闭，遗尿，尿频，月经不调，带下，痛经，崩漏，阴挺，遗精，阳痿，疝气 西医疾病：①肾炎，尿路感染，尿潴留，遗尿，遗精，阳痿；②痛经，闭经，带下症，不孕症，功能性子宫出血，胎盘滞留；③坐骨神经痛	直刺0.5~1寸，需在排尿后进行针刺。可灸。孕妇禁针
关元 Guānyuán （CV 4）	在下腹部，前正中线上，当脐中下3寸（图15-2）	中医病症：①虚劳羸弱，中风脱证，眩晕；②阳痿，遗精，月经不调，痛经，闭经，崩漏，带下，不孕，遗尿，小便频数，癃闭，疝气；③腹痛，泄泻 西医疾病：①肾炎，尿路感染，遗精，阳痿；②月经不调，痛经，功能性子宫出血，盆腔炎，不孕症，子宫脱垂，子宫内膜炎，胎盘滞留；③高血压，肠炎，痢疾，全身衰弱等	直刺0.5~1寸，需排尿后进行针刺。可灸。孕妇慎用
石门 Shímén （CV 5）	在下腹部，前正中线上，当脐中下2寸（图15-2）	中医病症：①小便不利，遗精，阳痿，带下，崩漏，产后恶露不尽，疝气；②腹痛，腹胀，水肿，泄泻 西医疾病：①外阴炎，肾炎，膀胱炎，尿道炎，尿潴留；②闭经，不孕症，功能性子宫出血，乳腺炎；③肠炎，阑尾炎等	直刺0.5~1寸。可灸。孕妇慎用

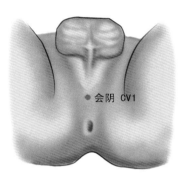

图 15-1

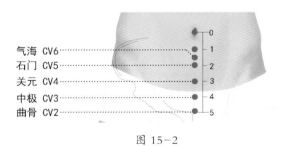

图 15-2

第十五章　任脉经穴

穴位	定位	主治	操作
气海 Qìhǎi （CV 6）	在下腹部，前正中线上，当脐中下1.5寸（图15-3）	中医病症：①腹痛，泻泄，便秘；②遗尿，阳痿，遗精，月经不调，闭经，痛经，崩漏，带下，阴挺，疝气；③中风脱证，虚劳羸瘦 西医疾病：①尿潴留，尿路感染，遗尿，遗精，阳痿；②痛经，功能性子宫出血，盆腔炎；③胃炎，肠炎，肠麻痹，阑尾炎，腹膜炎；④高血压，神经衰弱	直刺0.5~1寸。可灸。孕妇慎用
阴交 Yīnjiāo （CV 7）	在下腹部，前正中线上，当脐中下1寸（图15-3）	中医病症：①腹痛，水肿，泄泻；②月经不调，带下，疝气 西医疾病：①月经不调，附件炎，功能性子宫出血，子宫内膜炎；②尿道炎，肾炎，睾丸炎；③外阴湿疹，便秘	直刺0.5~1寸。可灸。孕妇慎用
神阙 Shénquè （CV 8）	在腹中部，脐中央（图15-3）	中医病症：①腹痛，久泻，脱肛，痢疾，水肿；②虚脱 西医疾病：①休克，急性脑血管病，虚脱，晕厥；②急、慢性肠炎，痢疾，便秘，肠结核，脱肛	禁刺。宜灸
水分 Shuǐfēn （CV 9）	在上腹部，前正中线上，当脐中上1寸（图15-4）	中医病症：①腹痛，泄泻，反胃吐食；②水肿，腹胀，小便不利 西医疾病：①胃炎，胃下垂，慢性肠炎，肝硬化腹水；②肾炎，膀胱炎，水肿	直刺0.5~1寸。可灸
下脘 Xiàwǎn （CV 10）	在上腹部，前正中线上，当脐中上2寸（图15-4）	中医病症：①腹病，腹胀，食谷不化，呕吐，泄泻；②虚肿，消瘦 西医疾病：①贲门痉挛，胃炎，胃下垂，消化不良，肠炎；②尿血	直刺0.5~1寸。可灸
建里 Jiànlǐ （CV 11）	在上腹部，前正中线上，当脐中上3寸（图15-4）	中医病症：①胃痛，腹胀，肠鸣，呕吐；②水肿 西医疾病：①急、慢性胃炎，神经性呕吐，消化不良，肠炎；②肾炎，心绞痛	直刺0.5~1寸。可灸
中脘 Zhōngwǎn （CV 12）	在上腹部，前正中线上，当脐中上4寸（图15-4）	中医病症：①胃病，呕吐，吞酸，腹胀，食不化，泄泻，黄疸；②咳喘痰多；③癫病，不寐 西医疾病：①急、慢性胃炎，肠炎，胃溃疡，胃痉挛，胃下垂，胃扩张，阑尾炎，痢疾，肠梗阻，胆囊炎，肝炎，便秘；②癫病，癔症，精神分裂症，神经衰弱；③支气管哮喘，心脏病等	直刺0.5~1寸。可灸

任脉经穴

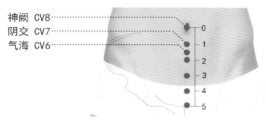

神阙　CV8
阴交　CV7
气海　CV6

0
1
2
3
4
5

图 15-3

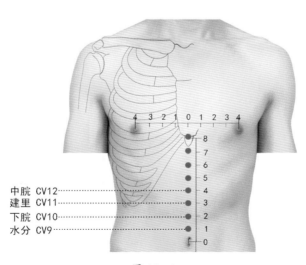

4 3 2 1 0 1 2 3 4

8
7
6
5
4
3
2
1
0

中脘　CV12
建里　CV11
下脘　CV10
水分　CV9

图 15-4

第十五章　任脉经穴

穴位	定位	主治	操作
上脘 Shàngwǎn （CV 13）	在上腹部，前正中线上，当脐中上5寸（图15-5）	中医病症：①胃痛，呕吐，腹胀，吞酸，食不化，吐血，黄疸；②癫病 西医疾病：①急、慢性胃炎，胃痉挛，胃扩张，胃出血，消化不良，膈肌痉挛，慢性肠炎，腹膜炎；②肾炎，心绞痛，癫痫	直刺0.5~1寸。可灸
巨阙 Jùquè （CV 14）	在上腹部，前正中线上，当脐中上6寸（图15-5）	中医病症：①胃痛，吞酸，呕吐；②胸痛，心悸；③癫狂病 西医疾病：①支气管炎，支气管哮喘，胸膜炎；②急性胃肠炎，胃痉挛，胃扩张，膈肌痉挛，肝炎，胆道蛔虫病；③心绞痛，癫痫，精神分裂症，妊娠中毒症	直刺0.3~0.6寸。可灸
鸠尾 Jiūwěi （CV 15）	在上腹部，前正中线上，当胸剑结合部下1寸(图15-5)	中医病症：①胸闷，心悸，心痛；②噎膈，呕吐，腹胀；③癫狂病 西医疾病：①支气管扩张，肺气肿，咽炎，扁桃体炎，喉炎；②急性胃炎，胃溃疡，膈肌痉挛；③肋间神经痛，癫痫，癔症，精神分裂症；④心绞痛	直刺0.3~0.6寸，或向下斜刺。可灸
中庭 Zhōngtíng （CV 16）	在胸部，当前正中线上，平第5肋间隙，即胸剑结合部（图15-5）	中医病症：①胸胁胀满，心痛；②呕吐，小儿吐乳 西医疾病：①食管狭窄，贲门痉挛，膈肌痉挛，胃炎；②咽炎，扁桃体炎	平刺0.3~0.5寸。可灸
膻中 Dànzhōng （CV I7）	在胸部，当前正中线上，平第4肋间隙，两乳头连线的中点（图15-6）	中医病症：①胸闷，气短，胸痛，心悸，咳嗽，气喘；②乳汁少，乳痈；③呕逆，呕吐 西医疾病：①支气管炎，支气管哮喘，肺炎；②心绞痛，肋间神经痛，乳腺炎，产后乳汁分泌不足	直刺0.3~0.5寸，或平刺。可灸
玉堂 Yùtáng （CV 18）	在胸部，当前正中线上，平第3肋间隙（图15-6）	中医病症：①胸痛，胸闷，咳嗽，气喘；②呕吐 西医疾病：①支气管炎，支气管哮喘，胸膜炎；②肋间神经痛，乳腺炎	平刺0.3~0.5寸。可灸

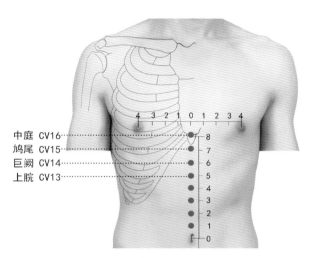

图 15-5

中庭 CV16
鸠尾 CV15
巨阙 CV14
上脘 CV13

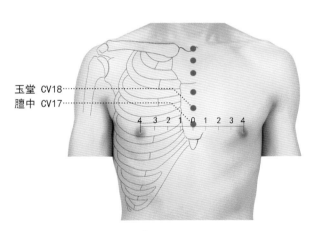

玉堂 CV18
膻中 CV17

图 15-6

第十五章　任脉经穴

穴位	定位	主治	操作
紫宫 Zǐgōng （CV 19）	在胸部，当前正中线上，平第2肋间隙（图15-7）	中医病症：咳嗽，气喘，胸痛，胸闷 西医疾病：①支气管炎，支气管哮喘，肺炎，肺结核，肺气肿，肺癌，胸膜炎；②胃炎，胃溃疡	平刺0.3~0.5寸。可灸
华盖 Huágài （CV 20）	在胸部，当前正中线上，平第1肋间隙（图15-7）	中医病症：①咳嗽，气喘，胸痛；②咽喉肿痛 西医疾病：咽炎，扁桃体炎，喉炎，气管炎，支气管哮喘，肺气肿，胸膜炎	平刺0.3~0.5寸。可灸
璇玑 Xuánjī （CV 21）	在胸部，当前正中线上，天突下1寸（图15-7）	中医病症：①咳嗽，气喘，胸痛；②咽喉肿痛；③胃中积滞 西医疾病：①咽炎，扁桃体炎，喉炎，支气管炎，支气管哮喘，肺气肿，胸膜炎；②食管痉挛，胃痉挛，肋间神经痛	平刺0.3~0.5寸。可灸
天突 Tiāntū （CV 22）	在颈部，当前正中线上，胸骨上窝中央（图15-7）	中医病症：①咳嗽，哮喘，胸痛；②咽喉肿痛，暴喑，瘿气，梅核气；③噎膈 西医疾病：①咽炎，扁桃体炎，喉炎，支气管炎，支气管哮喘，支气管扩张，肺炎；②食管炎，膈肌痉挛，神经性呕吐，急性胃肠炎；③甲状腺肿大，声带麻痹，失语症，癔症	先直刺0.2~0.3寸，然后沿胸骨柄后缘，气管前缘缓慢向下刺入0.5~1寸，注意针刺方向和角度，不要向左、右方向斜刺，以防误伤肺。可灸
廉泉 Liánquán （CV 23）	在颈部，当前正中线上，结喉上方，舌骨上缘凹陷处（图15-8）	中医病症：①舌强不语，舌下肿痛，舌缓涎出，舌本挛急，暴喑，吞咽困难；②口舌生疮，咽喉肿痛 西医疾病：①咽炎，舌炎，喉炎，扁桃体炎；②聋哑，舌肌麻痹，气管炎，支气管哮喘	直刺0.5~0.8寸。可灸
承浆 Chéngjiāng （CV 24）	在面部，当颏唇沟的正中凹陷处（图15-8）	中医病症：①口㖞，唇紧，齿龈肿痛，流涎，暴喑，口舌生疮，面痛；②消渴，癫病 西医疾病：①面神经麻痹，失语，脑血管病后遗症，癫痫；②牙龈炎，口腔溃疡，糖尿病，小儿遗尿	斜刺0.3~0.5寸。可灸

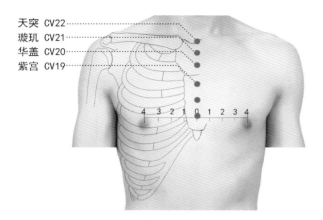

天突 CV22
璇玑 CV21
华盖 CV20
紫宫 CV19

4 3 2 1 0 1 2 3 4

图 15-7

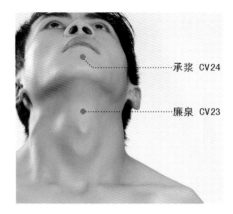

承浆 CV24
廉泉 CV23

图 15-8

任脉经穴歌

任脉三八起会阴，曲骨中极关元锐，

石门气海阴交仍，神阙水分下脘配，

建里中上脘相连，巨阙鸠尾蔽骨下，

中庭膻中募玉堂，紫宫华盖璇玑夜，

天突结喉是廉泉，唇下宛宛承浆舍。